生命起飛前 與你相伴

學・心圓病房故事集

團隊

紀念王錦珍女士

及安寧病房的病人

感謝您以生命教導我們愛與勇氣的意義

【序】乘著愛與勇氣起飛

劉盈慧

我對高雄醫學大學附設醫院心圓病房懷抱無限的感激，感謝家母王錦珍女士於生命的最後一段路途上有安寧醫護專業的照顧，讓病人與家屬兩相安。因著這份感激而有了這本書，我是將本書故事化為文字的人，但我不是本書面世過程中最重要的人，真正的英雄是在百忙中努力擠出時間、坐下來含著眼淚，將深藏內心深處的寶藏說出來的醫護人員等專業工作者，他們所述說的包括病人與家屬們的故事、自己本身的衝擊與掙扎，更不吝於分享自己對生死議題的感觸和對生命的深度思考。

高醫安寧病房又稱「心圓病房」，取「靜心圓滿」之意，在這個病房中，醫護專業人員慣以口語說：「要飛了」來描述病人的即將離去，於是脫離塵世飛向更高更遠處的寓意，在此被借用於書名，希望每個生命起飛之前都能被好好陪伴。本書故事為顧及病人與家屬隱私，都做了適當的修改，但其中的動人之處絲毫不因此而減少。

本書的獨特處包括所有參與者均為無償付出，所有書籍出版利潤均捐贈安寧基金所有，使成為扶持更多病人與家屬的一股力量。這份心意乃延續自上一本作品《我不是要放棄你，我是要保護你》，該書於二〇一四年出版後獲得熱烈迴響，以不講大道理、只談真實故事的方式傳遞安寧療護理念，直接或間接的帶大家一瞥安寧病房內的風景。

當時限於篇幅未能收入的故事，以及書籍出版後陸續增添的故事，都有閃閃動人的生命力量，在諸多朋友的催促下，我們鼓起勇氣再度有了出版計畫，並將第一本書中幾篇重點故事再度收錄。重新的編排、更多的文字，不變的是深切的期盼與濃濃的感激之情。

本次出版獲得曾為高醫安寧病房拍攝影片的許豐明導演大力支持，許導演在影片完成後，又為安寧團隊拍攝照片並舉辦攝影展，影像感動人心，家屬無私分享，張張都是生死現場珍貴記錄，逢本書出版機緣，一併收錄。

期盼您我共同的努力，可以為國內安寧療護的推廣增添助力，感激所有參與本書出版計畫的朋友無私奉獻、共襄盛舉，更感念所有安寧病房中的病人與家屬們，是您們用生命教導了我們愛與勇氣的意義。

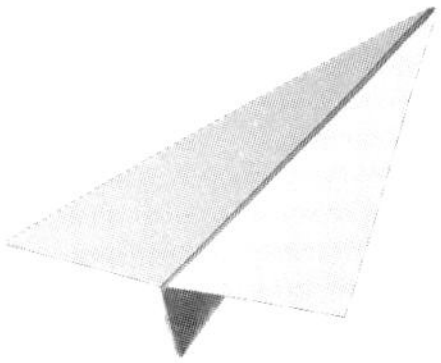

目次

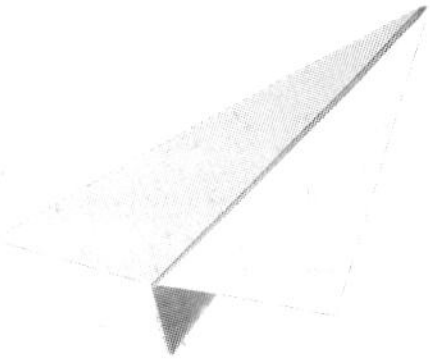

心圓故事1

海上男兒揚帆而去

社工師／王靜瑜

在安寧病房當社工師這麼多年了，我看過不少入住病友是因癌症進來的，許多人在歷經多重治療後，受限於體力和藥物，必須以醫院為家。他們總是感嘆無法出國遊歷世界，口氣中隱隱有一種癌症上身就再也走不出去的認命和怨嘆，此時我總會想起那個在心圓團隊協助下重返長灘島的海上男兒。

出生於離島的陳先生，一生熱愛海洋，他最愛的職位是帆船俱樂部會長。生為家中么兒，又和兄長的年紀有一段差距，讓他從小如獨生子般被呵護長大。由於離島上生活辛苦，陳先生自小就幫忙家裡挑水、放牛、捕魚、挖鮮蚵，分擔家務。

「為什麼我們家不開雜貨店呢？」他問，小孩心裡總覺得顧店的日子清閒多了。

母親摸摸他的頭，以閩南俚語這樣回答：「掀櫃也要彎腰啊！」這句話讓他頓悟每條路都有辛苦的一面，做人唯有勤奮以對。

日子雖苦，但母親給了他豐富的愛與包容，讓他在心圓病房中談起母親總會熱淚盈眶。「再來一次，我還是想在這樣的環境中長大！」說起這話時，陳先生的眼神很悠遠。

離島生計不易，陳先生在高中肄業的狀況下遠赴臺灣本島求職，天生海派的個性，使得他退伍後得到軍旅時期同袍的協助，很快的就在高雄市廣告業務上有出色的表現，事業有長足進展。但他總離不開海洋，將對海的喜愛投入帆船運動上，還被同好推舉為會長，以會長的身分投身社會公共建設，同時致力選手的教育培訓工作。

在心圓病房期間，陳先生只要講到帆船運動帶給他的快樂，總是眼神閃亮、嘴角上揚，彷彿整個人又重回到海上。也正是帆船運動的高風險性，讓他早看淡生死，幾回帆船同好在大風浪中出事的意外，讓他學會人生無常，但他也相信做人總要盡力活著。

他就是這樣一個看透生死的人，五十五歲的他被診斷出罹患食道癌，他當下的反應是笑笑說：「人能活到五十歲就很可以滿足了。」自此他把之後的人生視為第二生命。在這個重生的生命階段，他可以為自己多活一點，不需要再勉強自己去負擔親友手足的經濟需求。

這讓他以平靜且正面的心態，去面對自己的身體狀況，冷靜評估醫療措施，他決定剩餘的日子不該浪費在無謂的醫院往返和化療副作用上，於是改採安寧療護，因而成為心圓病房的一員。

住院期間，陳先生逐漸著手財產分配，並與前來探視的親友話家常，交代後事和叮嚀晚輩。陳先生的哥哥來探望他時，醫護人員留意到哥哥體態外觀有異樣，趕快提醒要做進一步檢查，果然確診為癌症，還好能早日由專業團隊接手相關進行醫療。

也許就是這樣的關懷，讓一生都習慣利益來往的生意人陳先生，終於放下了對安寧團隊的戒心，他不再用打量的眼光看待醫護人員，反而開始敞開胸懷，由團隊帶著參加音樂會和電影觀賞等院內活動，甚至安排了髮廊造型師進入病房，又染又剪給他一個亮麗的髮型。慢慢的，陳先生和醫護團隊間有了家人般的倚賴和信任，讓他終於說出對菲律賓長灘島的思念。

「為什麼是長灘島？」我驚訝的問他。

「我的家鄉已經被過度的商業開發了，但是長灘島還是像我小時候住的地方啊！」

相似於童年故鄉的場景，加上適合海上運動的環境，讓他在長灘島置產，並居住了十

延續的愛

即使親人已往生，
安寧的愛依然存在。

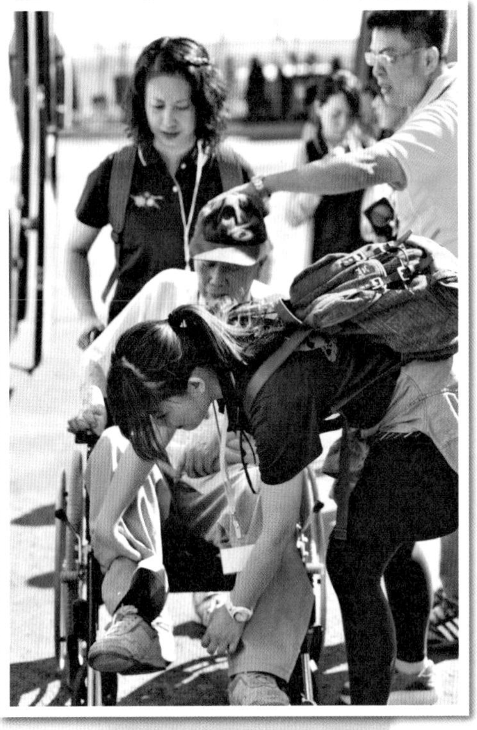

傾聽

藉由積極的傾聽，
陪伴病家走過最後一哩路。

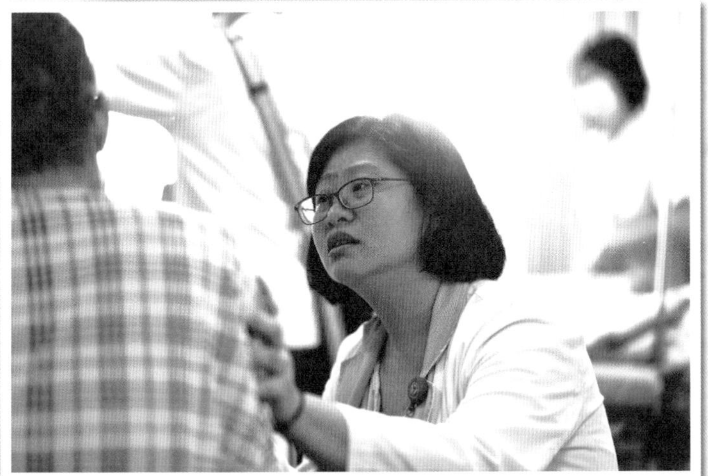

幾年。國外的生活間接給了他和國內親人保持一點距離的好理由，畢竟手足之情雖親，但各自成年後不同的發展狀況，總是讓經濟條件比較好的他，必須提供金錢上的援助，卻又始終無法改善手足的不良生活態度。於是長灘島讓陳先生可以在年節大團圓的日子有個逃離的方向，漸漸的，長灘島就成了他的第二故鄉，也是他無可取代的心靈安穩所在。

當生命走到盡頭，家鄉已無故人，長灘島滿滿都是美好回憶。

陳先生告訴我，好想好想回家去。

我立刻在團隊會議中提出幫助陳先生回長灘島的計畫。團隊成員眾多，包括醫師、護理師、社工師、個案管理師、宗教師、心理師等專業，對於這前所未有的要求，大家互看一眼，立刻開始分頭工作，沒有任何質疑的聲音，因為我們很清楚，病人的心願是最大的優先，醫療人員絕對要尊重病人的意志。即使讓末期病人出國的手續繁瑣到令人頭痛，我們也一定要克服重重難關，把他送回長灘島。

既然決定了，所有的一切安排快速動了起來，團隊先依法給病人一週分量的管制用藥，讓他可以出國，也請同行親友到醫院學習如何使用簡易的醫療器材。討論過後，醫療團隊確定他要前往的小島上只有一間地區性診所，雖然他過去曾在那裡就醫，但小診所能提供的，僅有急性止痛症狀的處理，若有更複雜及困難的疾病狀況，就需搭乘飛機至馬尼拉就診。心圓團隊和陳先生討論了比就診更難處理的狀況，也就是若所有醫療行為都束手無策了，他在長灘島當地離世，那麼相關的後事處理，就得安排當地的老友及華僑協助。

心圓團隊快馬加鞭，陸續與菲律賓當地醫療公部門及在臺辦事處聯繫，遞送出國相關所需的醫療文件，又完成我國出入境的程序通報，將適航申請書送給航空公司，並將陳先生的身體狀況和圓夢計畫，以公文告知航空警察局高雄分局、財政部高雄關稅局高雄機場分局。其中繁瑣之處實在難以細數，但在眾人的努力下，得以讓他重新回到長灘島，不論時間長短，他終於能最後一次見到深愛的海灘、故鄉的小島。

陳先生返回心圓病房數日後，便進入彌留狀態，當下我找出收錄海浪聲音的音樂光碟，沉靜的病房中唯有海浪一波波拍打的聲響。

再見了，海上男兒。

我彷彿見到陽光碧海上有個人帶著笑容揚帆而去。

心圓故事2

阿嬤的傷口

醫師／楊鎮誠

在高醫體系服務的時光中，看過那麼多病人，但我最深的記憶還是在安寧病房擔任住院醫師的日子，即使當時安寧療護才剛萌芽，太多人對安寧病房懷著似是而非的想像，都無法減少我對推動安寧療護的信念。

其實，有一些醫療人員不太能接受安寧療護，是因為這個理念在某種程度上和傳統醫學「努力搶救」的想法相違背。不少社會大眾也對安寧療護有所誤解，以為進到安寧病房就是靜靜躺著等待生命終點到來，醫護團隊什麼都不會做也不需要做。

事實上當然不是這樣，在安寧療護裡，醫護人員反而要擔起更積極的角色，對醫護技能有更高的要求。我們的成就感不是「治癒」，而是帶給病人「更好的生活品質」。

讓我來說個故事吧！

故事主角是個六十多歲的阿嬤，因為血癌從腫瘤科轉診進入心圓病房。剛進來時狀況很不好，除了身體上的病痛外，還有情緒低落的現象，最讓人觸目驚心的，是右腳上一個好大的傷口。仔細觀察發現是海洋弧菌感染，傷口早已深可見骨，導致阿嬤無法穿鞋、無法行走。傷口嚇到旁人，也讓她自慚形穢，不想見人。傷口的疼痛讓她總是帶著惡劣的心情看待人事物，每天不停叨唸著兒孫不孝，不願意照顧她。

阿嬤帶著看護住進心圓病房，可是腳上的傷口太大，太難處理，前一段病房的醫護人員也曾努力想讓傷口縮小，但人力總是不足。每天光是定時的打針、換藥、體溫、血壓量測就讓他們忙得團團轉。於是一轉到心圓病房，我們立刻善用安寧療護中一比一的高品質醫療護理人力優勢，專心為阿嬤處理海洋弧菌造成的傷口。

身為醫師的我開了藥，大功臣是一群把傷口當貴重物品看待的護理師們，她們用雷射光切割鑽石般的眼光評估傷口，討論如何換藥、包紮的認真神情，會讓你以為在討論作戰策略。然後派出團隊內經驗最老道的護理師，她早把傷口包紮視為個人志業，努力鑽研如何對付各種難搞到讓人避之唯恐不及的傷口。

阿嬤的傷口就是數一數二的難處理，每次換藥都必須動用兩名護理師上場，先將腳小心的用藥水浸泡三十分鐘，讓死硬的皮肉柔軟後才可以慢慢除下來。接著用萬分的專注上藥，然後一人扶著腳調整角度，另一人仔細包紮，不可太緊讓阿嬤感到疼痛，又不可以太鬆讓藥效無法發揮，扎扎實實的一小時下來，往往大家已滿頭大汗。

我每次看每次佩服，想來也只有在安寧療護下，才能讓護理人員心無旁騖的慢慢照顧這樣麻煩的傷口。住進來的病人身上常常都帶著難以處理的傷口，例如乳癌病人的傷口面積大，又容易因肢體動作導致撕裂而難以癒合；而末期頭頸部癌症病人在顏面上的傷口難以癒合，醜陋的傷疤往往導致他們不想見人，於是常常帶著自卑感，心情無法開朗。

可看見的身體傷口，往往會產生不可見的心理傷口，所以我們很堅持要把傷口照顧好，養好傷口是安寧療護中重要的一環。

在阿嬤身上就可以看到明顯的改變。當她腳上的傷口慢慢變小，阿嬤開始願意多說話了，想來是疼痛減少的關係。再慢慢的，我們開始看到新生的肉長了出來，蓋過原本清楚可見的腳骨。終於有一天，阿嬤可以穿上鞋子了，沒人會想到她當初帶著那樣可怕的傷口進來，竟然可以帶著愉悅的心情出院回家。

她的心情日漸開朗，安寧團隊開始透過聊天紓解她的心情，告訴她兒子、媳婦不是不孝順，實在是工作繁忙纏身，難免分身乏術。阿嬤漸漸把這些話聽進去了，她減少了對兒子、媳婦的敵意，讓家屬不需要那麼辛苦的度過和阿嬤在一起的最後一段日子。

看到阿嬤轉變到平靜的心情，看到她不再有傷口的小腿，我體會到身為一個醫生莫大的快樂。誰說不搶救病人就沒有成就感呢？對我來說，安寧療護的成就感，不見得來自與死神爭奪生命，畢竟面對那不可逆轉的終局，勉強的心態只會為病人和家屬帶來更大的傷害。

我曾照顧自己的親人走最後一段路，過程中讓我體會到「讓病人舒服」重要。當我在心圓病房服務時就告訴自己，一定要讓病人舒服，而病人的舒服就是我最大的成就感。

如果你問我安寧病房到底獨特在哪裡？做為一個醫師，我的回答是：團隊。

當然，相對來說，這裡的病房空間大、人力多，但真正的動力還是在醫護人員身上。心圓團隊讓我看到一群有著相同信念的人，我們都相信「全人、全家、全程、全隊」，我們堅持病人意志優先，我們對病人和家屬能有更多的包容。

幫助病人在世的時候活得更有品質，就能幫助他們更平穩舒服的跨過生死界線。

我如此深深相信著。

心圓故事3

學會放手

醫師／沈政廷

我阿公是在奇美醫院安寧病房走的，那時候我還是個大學生，在學校接受醫學教育，雖然知道有「安寧病房」的存在，但是對於病房有什麼特別之處，則是一點概念也沒有。進入臨床見習階段後，開始了解一些末期病人緩和治療、避免過度醫療的觀念，但也就是輕輕帶過，並不深入，畢竟有哪個醫生一開始就能接受對病人放手的想法呢？所以嚴格說起來，我對安寧療護有徹底的認識，還是要等到家醫科第一年，我在高醫心圓病房值班照顧病人才開始的。

當一個醫生，我認為最難的決定不是知道開什麼藥、下哪種醫囑，而是知道什麼時候該放手。

四道人生

人生最後要完成的功課
道謝、道愛、
道歉、道別

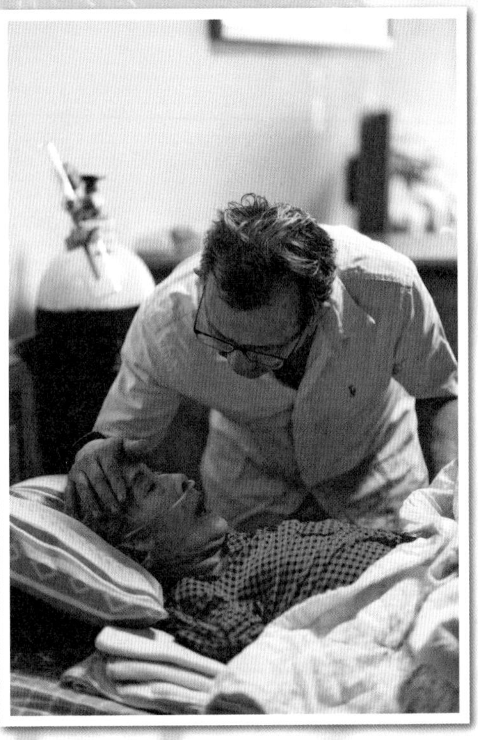

臨終的問候

醫師在最後的說明，
讓我們一起做最壞的打算，最好的準備。

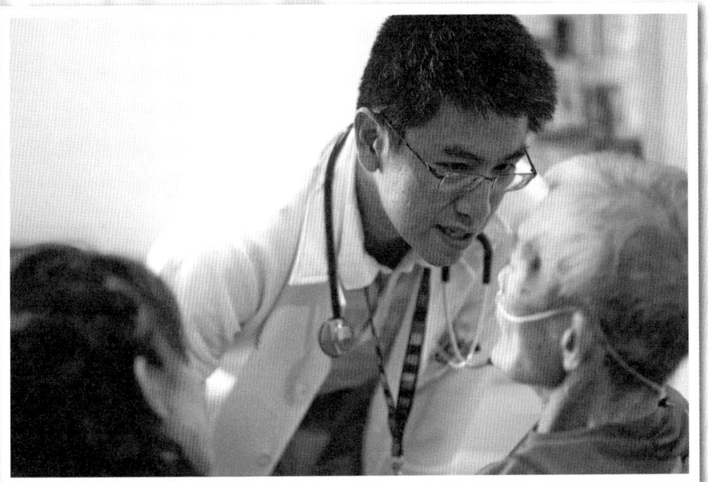

什麼時候我可以再拚一下把生命搶回來？什麼時候我就該後退一步，讓生命如退潮慢慢離去？

當病人離世，我的心中總有挫折感，總覺得是自己可以做卻沒做到的，一種無能為力的感覺沉甸甸的壓在心頭。

沒想到進入安寧病房值班後，讓我開始懂得從另外一個角度思考醫生的角色。

原來安寧病房並不像大家認為的，是個「什麼都不做，就只有等死」的地方；我在這裡看過老阿嬤想打麻將，約了女兒們進到心圓病房，護理師們熱心的合併兩張桌墊當麻將桌，四人對坐笑呵呵摸牌，阿嬤的眼神都亮了起來。

我也見過八十幾歲的老爺爺，兒孫滿堂卻因人數眾多、工作繁忙難以同時聚首，當老爺爺衰弱到進入疾病末期，四散各地的二十多位家人排除萬難，齊聚心圓病房，聘僱專業攝影師，嚴謹慎重的和老爺爺合拍第一張也是最後一張的全家大合照。

安寧病房擁有完整的照護團隊，這樣優秀的團隊讓我對病人有更多的了解。我發現要更加尊重病人的意願，能減輕疼痛就能讓他們快樂一點，我學會幫助病人生活得舒服一點，是醫師的重要任務，而能幫助病人善終，也可以是成就感的來源。

說起來，會接受安寧療護的病人，多是在其他科別診療多日後才轉過來的，他們往往早已經歷多重治療、打過精疲力竭的醫療戰爭，因此生理狀況往往更加複雜且變化大，讓做醫生的總是一顆心懸吊著，深怕措手不及。曾歷經過婦產科轉診過來的病人，本來住院只是為了作好疼痛控制，沒想到進來後狀況急轉直下，一星期後就離開人世，更讓我們難過的是病人本身是院內同仁，感同身受的程度更加強烈。那段時間我總是會回想起那個星期，一次又一次的問自己，有沒有什麼沒做到的？懊惱著為什麼在這段時間無法讓她的身體更舒適。

為人醫者，就算是在安寧病房，關心和擔心只有更多，不會減少。

我曾見過末期病人突然狀況急轉直下，即使生命徵象當下顯示離死亡不遠，因為發生得太突然，團隊擔心陪伴一旁的家屬無法調適，除了安撫家屬外，還要幫病人擦拭身體、更換衣服，以及在家屬驚慌失措中，引導家屬如何和病人進行四道人生，協助他們在未來的幾年中，能更坦然的面對親人離去。

我也曾經花費兩小時和家屬溝通，好說歹說也無法讓家屬接受我們的醫療建議，在那當下相當挫折。回頭再去了解病人的生平記錄，這才發現原來是病人的親人已有過類似的病症，讓家屬無法再信賴醫師的判斷。我馬上整理情緒，改變做法，換個家屬比較可以接受的角度來進行溝通。能這樣做，真的要感謝團隊成員分工合作，從不同角度共同關心病人，資訊的蒐集與分享，都是為了緩解病人的痛苦。

今天，當一個安寧病房醫師，「什麼時候該放手」對我來說依然是一個不容易的問題，但因為安寧療護的推廣以及安寧病房的存在，讓這個問題可以不必再那麼難以面對。在安寧病房工作時，我的身邊有心理師、社工師、共照師等不同領域同仁的支援，一起討論該怎麼治療才能對病人有較多幫助。願意轉入心圓病房的病人和家屬，多少都已思考過生死的問題，再加上團隊的協助，讓病人和家屬能夠面對目前的狀況，共同創造了一個寶貴的空間。我們不必追求不可能達成的「治癒」，改以病人本身的舒適度為最大考量，進行緩和醫療。

在安寧病房裡，我終於學會，有時醫療可以不求「戰勝」，而「放手」不一定等於「失敗」。

在這裡，我學會幫助病人在僅有的時間裡活得更安穩，當離開人世的時刻到來時，能走得更安心。

心圓故事4

當一個對人好奇的銜接點

安寧共照護理師／黃裕雯

我是隸屬安寧病房的安寧共同照護護理師，簡稱「共照師」。共照師所扮演的是銜接點的角色，希望能讓病人、家屬以及醫生間好好溝通，傳遞心意，獲得緩和與適當的治療。我的護理生涯中，有絕大部分涉及安寧療護領域，安寧療護是我的興趣，也是我的天命。

在安寧的領域中，要有許多特質才能走得長遠，否則常會因為生死離別的壓力而把自己搞得崩潰。我的特質之一是愛哭，我很容易因為發生在病人周邊的大小事物而掉下眼淚。流淚的衝動是因為感受到病人或身邊眾人所講述的內容，這些事物總能觸動到人性的本質，也正是家人之間的愛。這樣的敏感度跟同理心，經由不斷的練習及貼近病人和家屬的心，讓我能更輕易的替病人和家屬說出難以出口的話語。

讓我舉個早上的例子來說明吧！病人是三十幾歲的太太，和擔任軍職的丈夫育有一個小女兒，也許軍眷生活早就讓她習慣了獨立，不輕易喊苦，醫護人員很少聽她抱怨病痛，即使我們憑經驗判斷，她正承受著莫大痛苦。偏偏她先生也是這樣，軍旅生涯讓他不輕易流露情感，對於太太這次因病情嚴重住院，先生選擇停下工作全心全意照顧妻子，但彼此間還是不習慣好言好語溝通。常在對話中聽到兩人說著：「你不要造成大家困擾。」、「你要什麼就說啊！」這樣的話，生怕對方得罪了醫護人員，但就是不直接說出自己內心的感受。

我在一旁看得好著急，知道太太病情已經走到末期，知道太太最放不下的還是先生。病人有些話是該說了，要是心裡的話沒有說出來，她又怎麼能安心的走接下來的路呢？

於是我抓到時間就去陪他們，說、學、逗、唱都用上了。在按摩過程中，問問病人心中還有在擔心什麼？她一開口就哽咽了：「我最放不下的就是他啊！」

此時先生停下手邊的事，靠近太太身邊，輕撫她的臉龐說：「我和女兒都會照顧自己，妳不要放不下我們。」

「我就是放不下啊！」太太話一出口就大哭，就像是要把所有累積的情緒都透過眼淚宣洩出來。

夫妻兩人抱頭痛哭，在一旁的我也紅了眼眶，但心中鬆了一口氣，相信這兩人間把話說開後，就可以更真誠的面對最後相處的時間了。

此外，做為一個安寧的照護人員，一定要有對人的好奇心。有好奇心，你才會想去了解病人的大小事情。

「你感覺多痛呢？」、「你在想什麼呢？」、「你對死亡有什麼看法？」這些問題都是我想問的，唯有更了解病人的感受和想法，我才能以更貼近及適合的方法，幫助病人在最後這段時間生活得更舒適。

有些時候，共照師也是醫生和家屬間的銜接點，或者說為彼此提供了一個緩衝地帶。

我記得不久前，有一名癌症末期病人，他在發病初期就跟太太溝通好「臨終不急救」的原則，他也希望到末期時能轉到安寧病房，於是我先以共同照護護理師的身分到原屬病房協助做一些生命末期的照護。當時病人已經沒有意識，沒有辦法跟家人有任何互動。還好他之前跟太太談好了希望的照護方式，兩人也早已談妥最後階段時的處理方式。所以，當醫師建議插鼻胃管和打點滴時，太太都否決了，醫生頗感挫折，甚至覺得若要如此，那麼病人還有必要留在醫院中嗎？但太太很堅定，凡是多增加先生痛苦的治療，不管有多小，都一律拒絕。

我能體會她的想法，因為安寧療護就是把病人的期望放在最前面，所追求的就是如何增加病人和家屬的舒服感。可是一般病房對於照顧這樣的病人總是不知所措。醫生習慣傳統思考，寧可多做一點治療，也不願什麼都不做，加上醫師往往忙到沒有辦法和病人、家屬討論各種處理方法，因此無法好好解說後續細節，以及怎麼做才是對病人最好的照護。我這個共照師就是要在這種時刻跳出來當雙方的銜接點，幫助雙方站穩自己立場，但又能同理對方的立場，在這中間找到彼此間的平衡點，一起陪伴病人走到最後。

那天，病人離開人世，他的太太向我道謝，說我讓她先生在走之前少受折磨，也幫助她不需要一直向醫護人員解釋她可以放手讓先生離世的原因。

所以，你問我怎麼當一個好的安寧療護人員？我真的沒有標準答案。

我也相信這應該是沒有標準答案的問題，或者說在每一個病人和家屬身上各有不同的答案，身為醫護人員的我們只能用最大的努力，以好奇心和敏銳的感覺去貼近他們，努力把答案找出來。

共照

醫護協力
為末期病人善終把關。

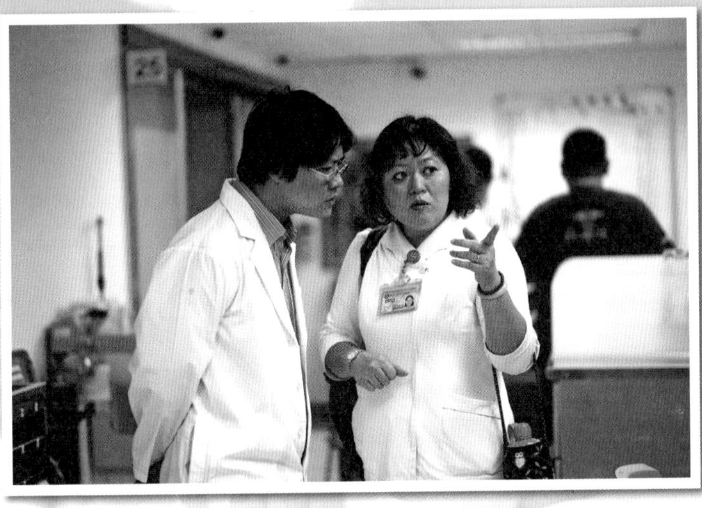

為愛祈禱

陪伴不只是病情，
有時陪伴，是一世的關懷。

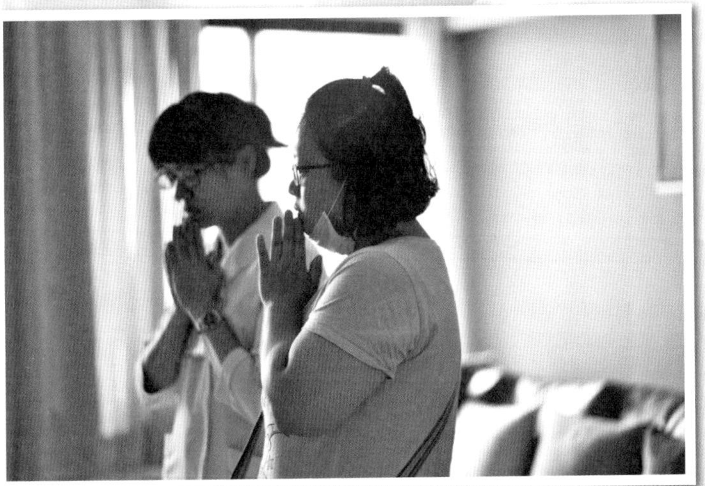

心圓故事5

成就感

醫師／曾子桂

當我的外婆面臨是否接受插管的時刻，外公點了頭，換來的卻是她生命末期的痛苦。外公事後表示他後悔做了這個決定，既然無法挽救健康的外婆，延長走向死亡的道路只是折磨。那時候我還沒有接受正式的醫學教育，看到外婆離開人世前的肉體折磨，以及外公後悔難過的心情而開始思考，我知道人總會離開，但是在我們跟世界說再見前，只能這樣嗎？沒有更好的方法讓逝者和生者都少一點辛苦嗎？這樣的問題逐漸在我心底萌芽。

當時還是大一醫學生的我，藉由社會服務課程，讓我第一次踏進安寧病房，這是我接觸安寧療護的開始。懵懵懂懂幾年大學生活過去，大五進入臨床見習，在一次安寧領域的前輩醫師到醫院演講時，才讓我真正對安寧療護有所了解，引起我對安寧療護的興趣。即使我了解安寧療護所秉持的「放手、讓病人好走」理念，但對很多學醫的人來說，都是難以接受的觀念，因為治癒病人和搶救生命，對大部分醫生來說是使命也是成就感。

那麼對想走安寧療護的我來說，成就感從哪裡來呢？之後的每一年，我都在臨床工作上尋找答案，而不變的答案是：成就感可以來自協助末期病人走得尊嚴，帶著微笑離開。

畢業後第一年，第一次在第一線照顧安寧病房的病人，一名全身轉移的癌症病人有著難以控制的疼痛，使用止痛藥的劑量已經高得嚇人，但她還是痛苦得不斷呻吟、哀嚎。主治醫師提醒我，善用醫師的角色，兼顧身、心，她建議：「去和她談談心吧！」

「啊？我嗎？」我驚訝：「要談什麼呢？」

主治醫師說：「每個人對死亡都會恐懼，疼痛也許與死亡有了連結，身體痛好解決，『心痛』的心藥難尋，你試著去和她聊聊吧！」

我鼓起勇氣去了，在病床邊慢慢談她疼痛的狀況，探討她心中的恐懼和不安，討論對死亡的想法。當下的我，質疑著自己到底能幫多少的忙，意外的是，隔天她的突發性疼痛瞬間消失。看著她與家人在病房餐廳用餐，並且熱情邀請我加入的神情，我此時才發現，原來，我能做的比自己想像的多得多。

我恍然大悟，安寧療護是一種觸及心靈的醫療行為，我們照護的不只是身體，還有心靈。只要秉持這樣的精神，安寧療護就不限於安寧病房之內，到處都可以施行緩和治療與照護。就像有一次我在外科病房夜間輪值，一位末期病人經由急診轉入，他已事先簽署不施行急救同意書，陪同一旁的太太也早有心理準備。他們要求轉到安寧病房，但當下我判斷時間沒那麼多，可能等不到白天的安寧共照師，於是我好好的跟他們溝通，怎麼減少病人的痛苦，讓病人舒服一些，提醒家屬準備後事，避免到時候手忙腳亂。

那晚我的睡眠斷斷續續，關心在治療室的他們，擔心自己無法做到對他們的承諾。不出所料，病人等不到轉入安寧病房就走了。當禮儀公司帶大體離開時，病人的太太在病房門口停下腳步，轉身對我深深的、慎重的九十度鞠躬。「謝謝你，辛苦了一個晚上，讓他在最後的這一天，少了一些痛苦。」她說。我微笑了，一夜的難眠也值得了。

所以我懂了，死亡並不可怕，痛苦的活著其實比死亡更可怕。

做為從事安寧療護的醫生，我可以和團隊同仁好好討論，什麼方式可以減輕病人的痛苦。也許總要走上死亡之路，但在離開之前，我們還是可以幫助病人感覺舒適，帶來好一些的生命品質，即使只多了一點點，都能帶給我大大的成就感。

心圓故事 6

面對無常

志工／薛雪娥

我的佛學素養，讓我因緣際會走入安寧病房擔任志工，一晃眼也好幾年了。其實安寧病房和其他病房真的很不一樣，要進來這裡擔任志工是要經過特別訓練的，但即使上完課，進入病房真正面對死亡的場面，還是有許多志工會打退堂鼓。目前留在這裡的多半是中年人，畢竟對沒有歷經太多人世滄桑的青少年來說，要面對死亡還是會有過不去的心理關卡。

我又是怎麼跨過關卡的呢？我想或許就是佛學中死生無常的理念提供了幫助，而我也能藉此幫助病人和家屬。多年前，曾有病人離世，遺留下年輕的太太和三個小男孩，孩子當時都還小，最大的讀國二，最小的也只有國小三年級。即使住到安寧病房就是有心理準備，但最後的時刻到來時，太太還是全身癱軟坐倒在地，大的兩個小孩子都呆住了，病房中除了醫護人員忙著處理後續事項的聲音，就只有最小的孩子哇哇大哭，聲嘶力竭讓人心慌。

一旁有人勸阻他：「不要哭，要勇敢，不可以哭喔！」

國小三年級的孩子遭遇喪父之痛，身邊沒個可以倚靠的親人，他又怎麼能不哭呢？哭泣傳達出的是他面對死亡的恐懼。

我先把兄弟三人帶到休息室，讓其他人先去忙著收拾病房和整理大體。小弟弟還是哭個不停，我把他抱入懷裡，說：「沒關係，你哭吧！這裡沒其他人聽見，哭出來沒關係。」

他就這樣在我懷裡哭了好久好久，直到哭聲慢慢轉小變成了啜泣。

「你會怕嗎？」我問懷中的小男孩。

他點點頭。

「你爸爸就是睡著了，」我說：「他辛苦了很久，現在閉上眼睛好好睡一覺，我們讓他好好休息好嗎？」

我牽著三兄弟的手回到病房，他們再看到的父親面容是平靜的，像是睡著了而已。

那一夜，兄弟三人陪著父親，我陪著兄弟三人。一如任何時候，當志工的我們，能對病人和家屬做得最好的，就是「陪伴」兩個字。

心圓故事7

魚天使

護理師／鐘玉璎

來安寧病房之前，我是胸腔內科的護理師，常有機會照護到肺癌末期病人，那時社會上安寧療護的風氣未開，高醫還沒有開設安寧病房，每每遇見癌末病人因呼吸衰竭被急救插氣管內管時，我的內心都非常不捨，特別是見到病人急救後嘴巴內有氣管內管無法說話，只能用被束縛在床欄杆旁的手，指著嘴巴比劃著要拔管。

更讓人感到無力的是，有些病人經過急救後，身上多了很多管子，像氣管內管、鼻胃管、胸管、中心靜脈導管、尿管，這些管路並沒有為病人帶來有品質的生活，伴隨著的是病人身心俱疲及家屬的心力交瘁。這種種畫面讓我非常不忍心，也開始讓我省思，能不能有其他更人性化的醫療照護模式，於是我去上安寧療護課程，想知道從護理角度來看，我還可以做些什麼？

後來高醫招募心圓病房團隊成員，我立刻申請轉調，這十幾年來我都很慶幸自己是安寧療護團隊的一員。在這裡，護理師的自主性更高，更能發揮護理的獨特性，在其他病房以「治癒」為目標，與病人一同努力著的同時，安寧團隊合作的向心力驅使下，讓我們能專注並貼近病人的需求，不論是病人的身體、心理、社會、靈性各個層面，盡一切努力希望幫助病人在人生最後一程中一路好走。

要病人「好」，一定是家屬也要「好」，否則病人會更加放不下，心中的壓力勢必影響生理，所以護理團隊大家都有默契，要把家屬的狀況放在心上。這樣說來，家屬也是我們照護的重要對象，特別是見到年幼兒童，還懵懵懂懂就必須面臨親人的離去，那種傷痛是有小孩的我怎麼樣都無法視而不見的。

有一位病人是嫁來臺灣的大陸籍配偶，因乳癌入住心圓病房時已經是生命末期，但她當時好年輕，才四十出頭，三個小孩中，最大的是國小高年級生，最小也不過是幼稚園大班的小弟弟。我自己因有年齡相近的小孩，同樣身為人母，讓我對這小弟弟最為掛心。

他對母親將要離開有多少了解呢？

我希望懂你

幼年家屬的陪伴，
往往從一件小小的玩具，開啟心靈的大門。

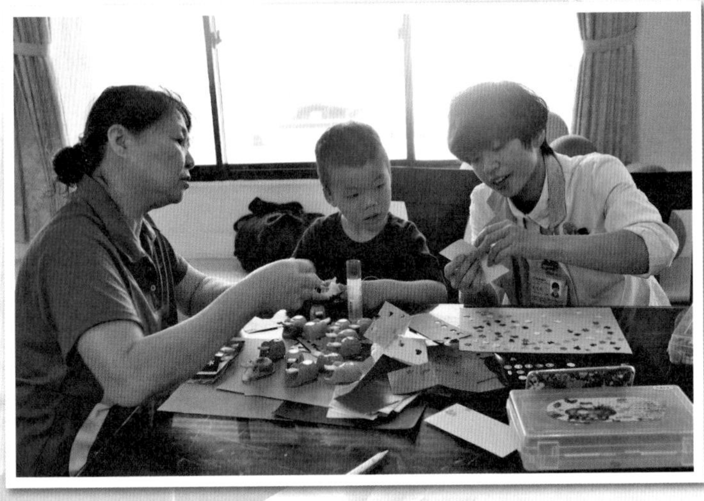

愛與回饋

一束花，表示對臨終病人的愛
與透露出醫療人員無盡的付出與不捨。

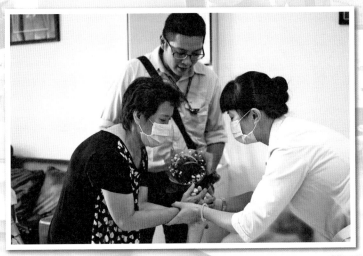

他能不能明白死亡的意義呢？

我該做什麼來幫助他減緩母親逝世的衝擊呢？

我把這些問題放在心中琢磨，等待時機。

這幾年在安寧病房中的經驗，讓我學會了世事不可強求，但命運自有奇妙的安排，總有契機在冥冥中出現，關鍵是身為護理人員的我能不能觀察到，並果斷的抓住這個機會善加利用了。在這個案例中，破冰契機是病房中的魚缸。

我們在病房玄關處養了一缸孔雀魚，但素日忙碌下，大家都忘了這缸魚，只能靠志工定時餵養，偶爾有空才幫魚缸換水。那天小夜班志工阿姨發現孔雀魚媽媽生了很多的小孔雀魚，由於孔雀魚有大魚吃小魚的習性，所以決定一股作氣刷洗好久沒清理的魚缸，並將該淘汰的水草淘汰，然後將小魚苗分開飼養。

小弟弟和他姊姊那天來探望媽媽，他跟在志工阿姨身邊看熱鬧，剛好看到一條翻肚的魚被清理出來。小弟弟看著死掉的小魚，泫然欲泣。

當下我靈機一動，帶著他找一張白色的紙，好好的把死掉的小魚包裹起來，我們一起鄭重的將包著小魚屍體的白色包裹放入垃圾桶中，我心中默默期望這樣的經驗，可以讓他之後在禮儀公司來帶母親大體離開時，減少一點衝擊。

此時魚缸裡剛好有另外一條游得歪歪斜斜的小魚，看來是時日無多了，我特意指出來讓小弟弟觀察，果然隔天再來看，他發現小魚死掉了。

「小魚生病後死掉，現在去做魚天使了。」我小心翼翼的問他：「你媽媽現在生病了，她有一天也會去做天使，你知道嗎？」

他點點頭，年齡雖小，但透過聆聽身旁大人們的對話，他對於母親的狀況還是有概念的。

我再問：「你知道死掉是什麼意思嗎？」

「我就再也看不見她了。」小小的童音讓我鼻酸。

「看不見，也摸不到媽媽了。」我說：「我回家都會摸摸、抱抱我的小孩，跟他們說我好愛你，你家也會嗎？」

他看看我，沒有回答。

我說：「媽媽現在生病沒有力氣，可是你可以去抱抱她，跟她說話，你想嗎？」

他點點頭。

於是我牽著小弟弟的手回到病房，蹲在旁邊輕輕的推他：「去啊！」

小弟弟怯怯的伸出手，握住病床上的母親，小小聲的說：「媽媽，我愛您。」

「喔！你是蚊子喔！」我故意開玩笑：「不然聲音怎麼這麼小？」

小弟弟吸了口氣，大聲的說：「媽媽我愛您！我會照顧我自己！」

病床上的母親，讓病痛折磨得無力說話，見到她努力伸手摸摸小弟弟的頭，微微的笑了。

小弟弟的奶奶把我拉到一旁，私下向我道謝：「還好妳做了，我們都沒有人知道該怎麼跟他提。」

我不知道這樣的做法是不是最好的？「去當天使」這個說法，是不是能減少小弟弟面對媽媽即將死亡的恐懼？但在那當下，我抓到一個契機，當機立斷這樣做了。

在年輕媽媽離開人世幾個月後，有天我偶然遇見小弟弟的阿姨帶著小孩子們逛大賣場，阿姨私下告訴我，小弟弟因為母親離世心情難過，但總體來說狀況良好，沒有惡夢和尿床等心理症狀。

我對小弟弟眨眨眼，說：「我們好像認識喔！你還記得『魚天使』嗎？」

他點點頭，笑了，我彷彿看到媽媽也笑了。

就是這種笑容，讓我可以一直秉持安寧療護的堅定信念，走在安寧療護的路上。

對我來說，安寧病房不是結束的地方，反而是一個新階段生命開始的地方。

因為安寧病房是人們在人世間最後的家，而我們安寧療護團隊就是在這個家裡陪伴大家的無血緣關係的家人，無論你未來會到菩薩那裡修行，或是回到天父身邊，只要還未離開人世間，你的安寧家人永遠為你敞開大門，守護著你和你所關心的一切人、事、物。

心圓故事8

修行的道場

臨床宗教師／釋蓮恩

我是高醫安寧病房的臨床宗教師，為了方便，大家只用「宗教師」三個字，這是一般病房中所沒有的特殊職位。安寧病房期望能照護病人的身體、心理和靈性三個面向，我們宗教師的工作，就是從靈性照顧這個角度來關懷病人。這個職務也是需要專業訓練和認證的，不限於特定宗教人士，只是目前在臺灣來說，因為訓練機構的關係，多半還是由佛教法師受訓後出任臨床宗教師。

我個人對安寧療護的興趣和個人的一些經歷有關，也和在南華大學生死學研究所中受的教育有關。佛學向來討論生死的議題，但當我進入安寧病房工作，我希望跳脫法師的局限。一般法師是在宗教的框框內詮釋佛法，但要當一個臨床宗教師，就必須突破宗教的框框。我秉持這個理念，不強求病人一定要對話或者回應，也不受限任何宗教信仰，只要願意和我互動的人，我都會當作是一種善緣，好好的陪伴傾聽，希望用靈性照顧的角度幫助大家面對生死議題。

我和金門少女間就有這樣的緣分。

她才十九歲，卻因淋巴癌走到生命末期，還未住進安寧病房，但已在一般病房中接受安寧共同照護，於是我以臨床宗教師的身分去探望她。在踏進病房前，我讀資料了解她來自金門，命運多舛，先是家境艱困，母親在她三歲時因捕魚落海溺斃，而父親又不顧家庭，不願養育她。金門少女沒有其他手足，由相依為命的外婆一手帶大。

由於家庭功能不彰，她國中肄業就去學美髮，生活漸漸穩定，也交了男朋友，懷上了小孩。大好青春的美麗少女，生命才正要開始，卻晴天霹靂發現淋巴癌，更殘酷的是腫瘤長在右臉上，醜陋的肉瘤快有半張臉大，讓她嘴巴不能閉合，會不由自主的流出唾液，這對向來美麗且注重容貌的少女來說，是多麼沉重的打擊啊！

至此，懷孕必須中止，男友在漫長住院期間只有一次短暫來訪，逃也似的走了。父親從沒出現，只由外婆來照顧她，可是外婆有了年紀，過度勞累倒下後只好送到安養院，少女的後續照護問題，是由遠在臺北的舅舅和阿姨共同出錢，請了二十四小時的看護，錢來了但人是不到的。

這就是我初到病房時看到的她，不言不語，沒有表情，不理會任何人，她非常寂寞。

我也不強求，知道她不想回應，便坐在病床旁唸《觀世音菩薩普門品》，希望她能知道有人陪伴著她就好。而她總是默默的流淚，我就唸一段經文，擦擦她的淚水和唾液，再繼續讀經。用這種方式，我陪伴了她幾回，面對她的抗拒冷漠，我告訴自己不要氣餒。終於有一天，我在離開前問她：「妳有想要做的事嗎？」

「我想見我外婆。」她說。

她願意開口讓我嚇了一跳，但這是她提出的唯一要求，一定要重視。

我立刻與安寧共照師討論，希望盡力達成她的心願。安寧團隊立刻動起來，打電話和看護外婆的機構連絡，發現外婆的狀況也不好，已經退化到沒有意識的狀態。但少女想見她，機構在評估後也同意讓外婆外出到醫院來。於是安寧團隊動用安寧基金，聘僱救護車到安養機構將外婆接到醫院，我們還特地選了個無人的病房，讓兩人能不受打擾的好好相聚。

你可以想像當下那個場面讓大家都哭了，即使躺在床上的外婆已經沒有知覺和反應，但

醫者父母心

再忙再累，
都比不過病人善終前
獲得尊重與舒適
的每一刻。

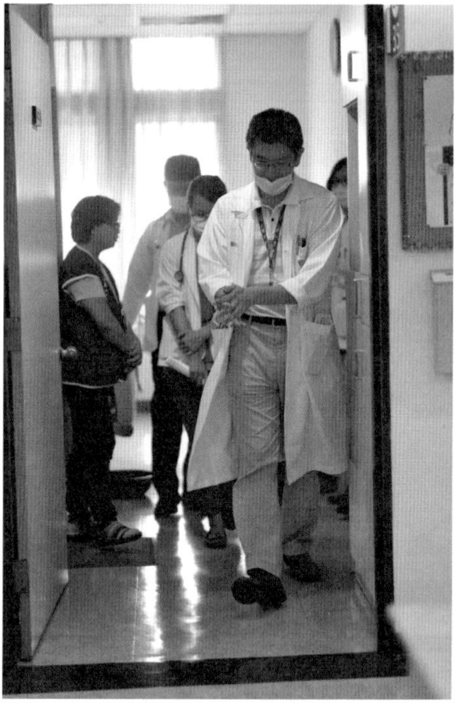

靈性的愛

臨終靈性關懷陪伴，
信仰的愛沒有分隔，只有無限的延續。

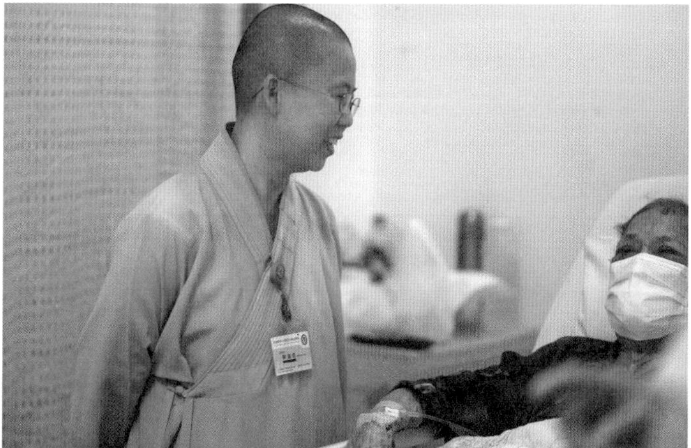

少女還是緊緊握住她的手，深深的依戀和不捨都隨著淚水流出，無法割捨。

後來少女正式轉入心圓病房，她心定了一點，也比較願意和我說話了。

有一天她沉默很久後問我：「師父，我可以不要死嗎？」

我了解她對死亡的恐懼，但我也不能因為這樣就欺騙她會好起來，我能做的就是盡力轉化她的心境。所以我回應她：「相信妳也清楚，醫生也盡力了。身體就像一輛車，車子壞了就要送修，修到不能修時，也要放下。但是，車子的主人是不會壞的，就像當初媽媽在一場意外中，身體無法繼續使用，但媽媽的靈性並沒死去，媽媽去了菩薩身邊，一直守護著妳，妳將來想和媽媽在一起，對嗎？」

她點點頭。

生和死本來就是生命很自然的一部分，有生即有死，無人可逃避，但誰能對死亡沒有恐懼？誰又能在面對大限關卡前，沒有罣礙與懸念？所以宗教師要做的，就是把自己放在病人的位置上來設想，期望以宗教的觀點給大家靈性的力量，努力求得善終。

我們的陪伴和真心相對，往往可以讓病人和家屬由緊張轉變為放鬆，就像是催化劑的角色，幫助大家把深藏內心的結談開來。若說社工師、心理師照護病人心理，協助病人處理情緒問題，那麼宗教師就是往前一點，處理情緒背後的推動力。這一切的一切都是要幫助病人轉念，獲得安心。

我想在金門少女這個案例上，我們是做到了。她在離開人世前幾天有皈依的想法，我當然不是要大家都接受我所持的宗教理念，但在這個關鍵時刻，任何能帶給人心靈力量的元素都是好的，所以我們在病房幫她辦了個簡單的皈依儀式。

幾天後少女走了，一個星期後，安養機構打電話通知我們說外婆也走了。在我的腦海中，她們是結伴同行，沒有病痛和罣礙的去到另外一個世界，和少女的母親相聚了。

就是這樣的過程，讓我發現安寧病房其實就是修行的道場。我在這個道場裡協助病人轉念，開解他們的不甘心、不放心以及對死亡的恐懼，這些經歷讓我在生活中更加隨緣，看淡生死與利益。

希望這樣的我可以幫助病人面對死亡，更確切的說，住進安寧病房不是放棄抵抗、接受死亡，我們是在建立另外一種生命觀，把死生無常看做是自然生命的一部分。

心圓故事9

擺渡人

護理師／孫惠珍

來到安寧病房之前，我先任職兒童癌症病房，後來轉到ＩＣＵ（加護病房），這些經歷讓我發覺護理師養成中著重人文教育。因為多了一點人文素養，也因為看到小小孩童面對死亡的折磨，讓我非常不贊同傳統醫療中對末期病人的照護方式。於是我開始去找書來看，又透過聽演講、看電影，慢慢認識到安寧療護，當高醫開設了安寧病房，我非常高興的申請轉入，一轉眼在心圓病房中也十幾年了。

也許有人會認為，照顧安寧病人總是面對更壞的狀況，難免讓人沮喪。但我不這樣想，在我看來，一個病人就是一個緣分，許多時候，病人給我的更多。熱愛當背包客的我，有一回照護的病人就是民宿老闆，我用想開民宿當話題和他聊天，發現他是退休後到臺東買地蓋民宿的。

「可惜，」他嘆了口氣：「才經營幾年就癌症上身了。」

他的嘆息震撼了我，也教導我要更積極去實現人生計畫，想做的就快去做，不要把夢想留到退休後再實現。

當然也有甜蜜時刻，讓我學會更愛護身邊的人。有一位末期病人因病痛陷入昏睡，每每當他醒來，第一件事就是看看太太在哪裡，然後聲音輕柔的問她：「妳有沒有休息？」

也曾遇到外國病人入住，他是法國籍人士，我們問他選哪裡當離世前的地點，是醫院？還是想回家？他看著臺灣籍的太太，很溫柔的說：「只要是我太太在的地方，就是我想去的地方。」

這些記憶都是寶貴的收穫，促使我更想去了解病人和家屬的需求，希望在生理照護之外，也能提供心理上的幫助，讓大家在跨越生死關卡前，放下心中的罣礙。

那回有個五歲的小妹妹入住，癌症讓她身心都飽受痛苦，每天都以淚洗面，一旁照顧的母親更是心如刀割。當我看到她時，我知道狀況已經不太好了，但要怎麼讓她們放下一點掛慮呢？

於是我裝作不經意的跟媽媽講起過去在兒童病房時，曾有照護癌症病童離世的經驗，後來我還陪小孩的母親去挑納骨之地，選了靠近兒童樂園的地方，還特地為她準備了一個小書包，告訴她以後就可以好好的去玩和上學了。我相信小妹妹的母親一定感受到我的誠意吧！所以她才開口吐露她的希望：不要讓女兒光著頭離開。

但是臨時也想不到去哪裡找這樣小的假髮，於是我靈機一動，請媽媽拿來一頂小妹妹喜歡的帽子，我再用毛線編織了兩條辮子和帽子織在一起，戴上去後，就像是兩條可愛的麻花辮垂落。當我把這頂趕出來的帽子拿到病房給小妹妹試戴時，她笑了。入住以來第一次，當我走入病房時，看見的不是她的眼淚。第二天，小妹妹就離開人世。

我想，安寧療護追求的就是「善終」兩個字吧！什麼是善終呢？也許可以用「四道」來表達，四道就是：道謝、道歉、道別和道愛。最後一點是要我們表達出我們的愛，但這對東方人來說，不是那麼容易的事情，於是我會視情況盡力而為。記得有一位病人是有女兒的母親，在離世時，我去協助換衣服，整理好後，看到女兒們傷心得不知道說什麼才好，於是我說：「來跟媽媽說說話，說妳們會好好照顧自己，媽媽安心的去，要是有機會就回來看看我們，但我們都長大了，一定會好好照顧自己。」

我說一句，她們就跟著唸一句。

也許有人會嫌我多嘴了，但一段時間後，安寧病房收到一盒馬卡龍，指名要給那晚照顧這位病人的護理師，我當下知道自己做得還可以，還是幫了家屬在最終時刻說出心中對母親的愛。

也曾有位癌症病人入住，有個晚上怎麼都睡不好，我乾脆把他和太太都帶到客廳，陪他們坐一會兒。病人已經無法說話，我就和太太小聲談天，舒緩一下心情。聊著聊著才知道，兩人都是貧苦家庭出來的小孩，以近乎孤兒的狀態長大，沒有多少援手可倚靠，所以婚後生活也很辛苦。

「生病這段期間，他平日在家都做些什麼？」我問。

太太說起他們的房子是在山坡邊的木造平房二樓，因年代久遠而有點殘破，當先生還能起身時，他就觀察屋頂和牆壁，看到哪裡木板要破了、哪裡釘子要鬆了，他就爬起來，一處一處仔細修整。這個父親在他生命的困難時期，盡他的力量站起來，一小部分一小部分的修繕，只希望當他離開人世後，這間房子能撐久一點，因為這是他遺留給太太和兩個小孩所居住的處所。

話題聊開之後，我慢慢引導這位太太去想後事的相關細節，包括穿什麼衣服（他想穿他的義消制服）和哪種鞋子（女兒打工拿到第一筆錢時幫他買的那雙鞋）。她提到先生講過想在家裡辦告別式，但他們的房子受限於地勢，其實是不適合的，怎麼辦呢？我和她討論時，她突然想到附近有塊空地正好合適，位置這麼接近，也算是在家裡辦了。最後一個掛慮的是，喪禮習俗上要由兒子捧斗，但他們兩個小孩都是女兒，想來想去發現有個遠房親戚的兒子，素來和先生感情就不錯，一問之下他也願意，於是我們就在病房中讓他簡單認了乾兒子，一了病人最後的掛慮。

這些都是安寧療護團隊在通力合作之下所能成就的事。

我們無法違逆生死關卡，但在人生大限來臨之前，安寧病房提供了一個緩衝的空間，在這裡面，我是擺渡人，盡力以最平穩的方式將病人渡到彼岸，但我是無法上岸的，之後的路還是需要病人自己走。可是希望我的努力，可以協助往後繼續走的人以及留在對岸的人，都能少一點掛念和遺憾，兩方都能用更好的方式繼續各自的生命階段。

而我會回到原處，繼續當一個擺渡人，幫下一位病人渡過生死之河。

醫療的照護不只在醫院

你不方便來，我就到家裡去。
居家療護，在宅關懷。

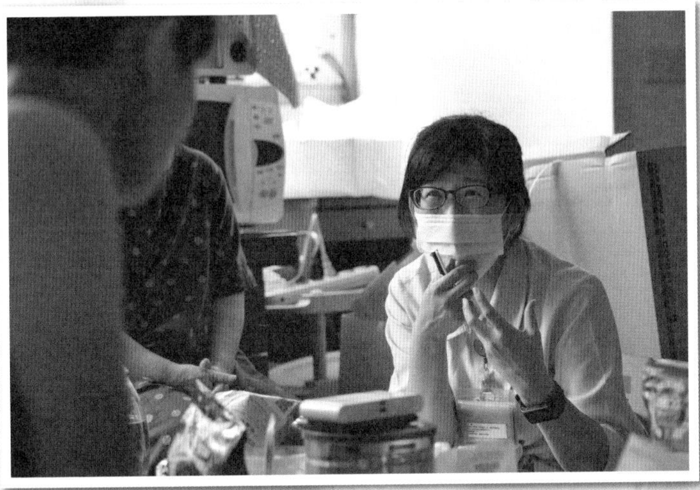

同理心

靠近，
是同理病情的開始。

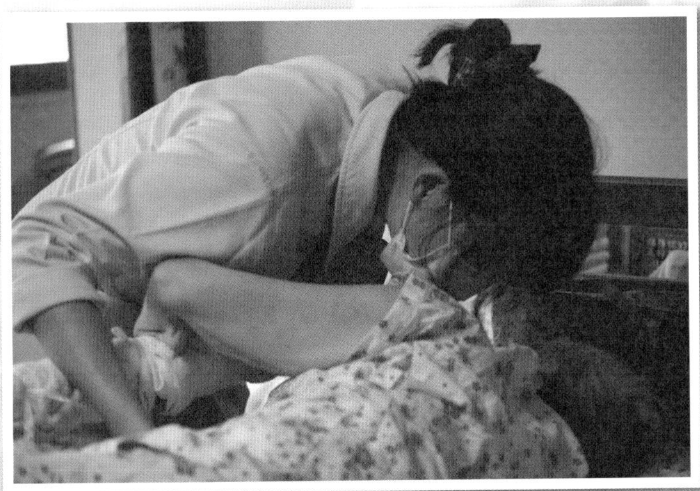

心圓故事10

稀釋痛苦的濃度

醫師／施泰銓

傳統醫學教育中，沒有太多安寧療護的資訊，所以我也曾如一般大眾那樣，誤以為安寧病房就只是一個等死的處所，一直到實習時，我跟著前輩醫師看診，見到他在末期病人的病歷上註明要照會安寧病房，接著聽到共照師和我們細心討論，怎麼樣才能讓病人更舒適，這才是我認識安寧療護的開始。

安寧療護的理念，就是在治癒已經不可行時，醫護的方向就改為以讓病人的狀態平順、緩和為主。並不是說醫生就此放棄職責了，當症狀還能治癒的時候，我們還是要盡力治癒，但在已經無法治癒，或者需要讓病人付出過大代價的時候，我們就可以停下來想一想。多想一點死亡並非無常，相反的，人皆有生有死，生死反而是常態，就能接受緩和治療的觀念。

安寧療護的制度，讓醫生可以更專注在症狀控制上，也許病人在其他病房發生症狀時，醫師的直覺反應就是要把病因找到，即使讓病人承受更大的痛苦，也要翻找出底層的因素以求治癒。但到了安寧病房，我們會花更多的力量在症狀本身，主要求的是讓病人感覺舒緩。我們的武器不多，但病人所需的幫助多在止喘、止痛和消除水腫上。只要症狀控制了，看到病人一夜好眠，我就非常開心。

說起來人生也可以很簡單，只要能吃得下、睡得著、笑得出來，那就足夠了，不是嗎？

所以我認為安寧療護追求的是「善終」二字，我們的努力都是為了要稀釋痛苦的濃度，讓本來難走的路可以更輕鬆舒緩。這點對轉入安寧病房的病人來說格外重要，因為他們大多是歷經大小戰役的病房老兵了，經過數月到數年不等的時間，在檢查、化療、開刀等過程中辛苦撐過來，不論身、心都傷痕累累。我們對待他們要像對待被棍棒毆打過的軀體，以疼惜的心輕柔的照護。

所以認真說來，安寧病房實體空間的存在並不是關鍵，安寧療護的理念才是重點，當這個理念被接受了，醫護團隊就可以用同樣的想法幫助病人走最後一程。

不是沒有為難的，我就常問自己要做到什麼程度才是對的？

「要輸血嗎？輸多少血？」

「這一針抗生素要打下去嗎？會不會太強烈？」

沒有標準答案，只能多一點細心、愛心和耐心去判斷。

當我感覺困難，我會看看護理師。安寧病房中有社工師等同仁協助醫師做決策，但在我心中，最辛苦的還是護理師，因為她們是第一線了解病人狀況的人，往往也是第一線承受砲火的人。我曾見過家屬對護理師口出惡言，但我們的護理師淡定如常繼續手邊工作，等家屬冷靜下來再加以說明。

這是好護理師，那麼安寧病房內的好醫師應該有什麼樣貌呢？

我想起柯文哲醫師曾把醫生比喻為花園裡的園丁，花園中有春、夏、秋、冬運行，自然規律無可改變，園丁能做的就是讓花草樹木長得好一點，面對生命階段的自然運行，醫生要做的，就是讓人在生、老、病、死之間活得好看一點。

我希望我也能做到這樣。

心圓故事11

芳香

護理師／賴麗琴

十幾年前我從加護病房轉到安寧病房，在加護病房時就看了很多明知不可能卻還不放手的無效急救，讓末期病人在離世前還需受盡折磨。這些畫面促使我想對安寧療護的課程有多一點認識，等到醫院宣布設置安寧病房時，便有了不悔的選擇。

在安寧病房裡，護理師有較高的專業自主性，能更積極的去關懷病人。他們的需要促使我們再去學習各種輔助醫療及另類療法，其中包括藝術治療、音樂治療、芳香療法、按摩技巧等，所有的努力都是希望能更加幫助我們的病人，在人生最後一段旅途上緩解痛苦，擁有最好的生命品質。而我就花了好幾年時間去學芳香療法，最初是希望透過精油的使用，讓頭頸部腫瘤病人的傷口帶來鎮靜安撫、去除惡臭、減緩疼痛等效果，即使只是單純的讓病房內飄散一股淡淡清香也是好的。

記得在早年病房剛成立時，我們曾有四人病房中恰好都是頭頸部腫瘤的男病人，照顧者也都是他們的妻子。我覺得照顧病人之外，也應該關心家屬，於是調配了專屬個人需求的精油項鍊，分送給四位太太，由於每條項鍊上的味道都是獨一無二，分送項鍊時，也顯得格外的驚喜與安慰，她們臉上露出的光芒同時照亮了我的心。

我也記得有個花樣年華的澎湖女孩，因骨肉瘤入住病房，腫瘤發作之處恰好在頭頸部，令她疼痛難耐，同為女性，我更能體會她因外貌損毀帶來的自卑感與不甘心。仔細閱讀病歷並分析，我發現女孩自幼缺乏關愛，不斷的被迫喪失那得來不易的愛。所以與芳療師討論後，我每天為她使用代表愛的玫瑰純露濕敷。

「我們來敷臉喔！」我說。年輕的女孩點頭微微的笑了，即使疾病早使她的鼻子失去功效，但在敷臉的過程中，她對我說她不只體會涼涼的舒服感，也能感覺到淡淡花香，當她用力的以氣音說：「謝謝！」當下我真的很感動。

安寧療護中有很多和病人與家屬溝通的機會，於是我這些年又去上了溝通技巧課程。有一位肺疾病末期的中年婦女，她的特殊狀況讓肺失去功用，所以有兩年時間她都要倚賴面罩式的呼吸器供給氧氣，但時日一久，身體器官終究會衰竭到連機器都無法協助的地步，當她住進病房時，是處在一個防衛心很重、不信任他人的狀態。但仔細觀察，我發現她也有幸福的一面，例如先生總是用開朗的心態照顧她，所以有一回當她抱怨：「我什麼時候才能拔掉這個呼吸器？看來永遠不可能了。」

先生回應她：「妳看我，我近視，所以一輩子都要戴眼鏡，呼吸器就是妳的眼鏡啦！」樂觀的想法的確讓大家都笑了。

或許是面對死亡逼近所帶來的恐懼，讓她鑽牛角尖越想越害怕，情緒日漸低落，也因為呼吸困難而不太願意講話。有一天剛好醫師查房，仔細一看，社工師、心理師、宗教師、呼吸治療師等人也隨後來到病床前，同時關心著病人整體的舒適情況。待團隊成員離開時，她像往常一樣帶著自怨自艾的語氣說：「我好累，都不會好，怎麼辦？」

我說：「其實，我覺得妳很幸福呢！告訴妳哦！從我們開病房以來，沒有人跟妳一樣，同時有包括呼吸治療師這麼多人的團隊，來治療和關心病人，妳是第一個呢！」

她一聽心情似乎好了一點，我立刻抓住機會：「我派給妳一個工作好不好？」

我拿出一顆水晶植物，其實那是單位抽獎的禮物，我本來打算拿回家和小孩一起種水晶，但靈機一動便拿出來給病人，我告訴她：「妳的任務就是每天幫它澆水，觀察它每天的變化，瓶子上有『幸福』兩個字，妳每天都要對著它說：『我很幸福。』」

我故意把水晶放在電視機旁，讓她只要一睜眼就可以看見，而她先生也興致勃勃的每天拍照，用相片記錄植物的生長過程。我看到病人的心情隨著植物成長開朗了點，等到收成那天，她還特地與我分享這樣的成就感。幾天過後經過病房，她喊我進去問：「妳覺得人生的目標是什麼呢？」

我想了幾秒後，非常認真的回答她：「之前可能會說工作順利或小孩平安長大等，可是現在我真的覺得就是認真把每一天過好，珍惜我的每一天。」

「對啦！」一旁的看護立刻接口說：「所以現在把每一天過好，就是妳的目標啊！妳要和妳的呼吸器和平共處喔！」

這就是安寧病房獨特之處，當病人喪氣的希望快點走完人生旅途時，我會對他們說：「你的時間還沒到，在時間到之前，必須要把你的功課好好做完。」我也是這樣，當病人或家屬把情緒發洩在我身上時，我就靜靜的聽，因為我知道負面情緒放空後，就可以開始真正的對話，幫助我更了解病人和家屬的想法。

與阿嬤對話

阿嬤等不及炫耀：
「 護理師小姐你看，
這是我的新手錶喔！」

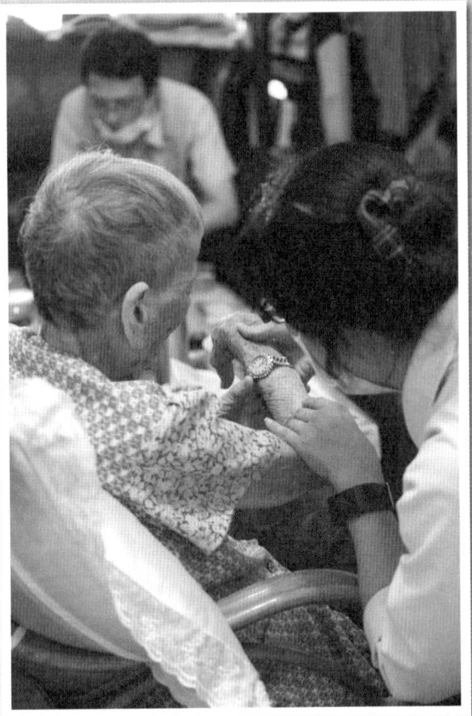

與阿嬤對話

護理師說：「阿嬤，最近好嗎？
有哪裡不舒服嗎？」

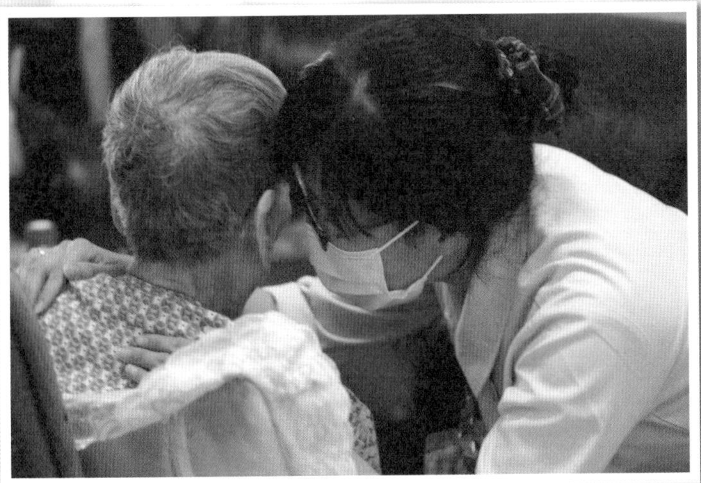

身為護理師，我秉持安寧療護的理念，將心比心，希望讓病人和家屬在心圓病房內感到安全、平順。對我們來說，每一個病人都是最特別的，送走他們後，我們心裡會難過，但會把這些捨不得化為更多祝福，所以我總在內心裡跟離開病房的朋友默唸著：「阿彌陀佛，一路好走！」

心圓故事12

竭盡所能

志工／吳文淑

驀然回首，從事護理二十幾年來，該做的都已經做了，做不到的也無能為力。為了點燃心中始終存在的火苗，於是我早早申請退休，從護理長的位置上退下來，希望能有多一點時間，完成心中一直無法實現多和病人相處的夢想。這樣說你一定很難懂，讓我解釋給你聽吧！

我在臺北的醫院度過了二十多年的護理職場生涯，一路走來大多是外科系統，外科本身就有大開大闔、分秒必爭的特性，加上每日沉重的護理工作，讓我們在繁瑣的規定程序中忙到抬不起頭，連準時下班都是奢求，根本沒有好好和病人相處的時間。舉例來說，要妥善照護一名剖腹產的產婦，從頭到尾往往要耗上一小時，勢必要壓縮給其他病人的時間，我只能一邊為傷口上藥，一邊默默掛心著接下來的病人需要哪些護理措施。

還記得有那麼一次，一位小朋友因天生心臟問題手術，醫護都盡力了，但這個手術風險極高，小小病人還是無法成功撐過手術，主治醫師請我把在手術室外焦急等待著的母親帶進去，當時我心頭一震，知道狀況不好，預先扶住她，但聽到消息的當下，這位母親還是腿一軟跪地痛哭，我只能默默在一旁陪著她，當下問自己能為她做什麼？

「這不是我想要的護理啊！」我的內心好想這樣吶喊。回想起來，我們所受的傳統護理教育，是讓我們和病人間有段距離的，無法盡情花時間在病床邊陪伴，於是我們缺少和病人親密相處的機會和時間。這樣的匱乏帶給我很深的無力感，總覺得自己並沒有好好為病人做些什麼，常常感受到自己的無能為力。

後來有個機會，我調到護理之家擔任護理長，在照顧年長阿公、阿嬤的過程中，我發現很多的快樂來自能坐在床邊和人直接互動，即使只是拉拉手、講講話，都帶給我很大的安心。可惜機構內還是有沉重的行政工作，工作一多，接觸病人的機會自然變少，距離感開始出現，無力感又添加了幾分。

在一個因緣之下，我立刻申請提早退休，那時就隱約計畫想為安寧臨終照護的病人服務，可是擔心自己還沒準備好，於是跑去南華大學念生死學研究所，後來有一位同學進入高醫安寧病房擔任臨床宗教師，「妳該出來了！」她呼籲我：「不要再待在家裡啦！」剛巧我搬家南下定居高雄，就此進入心圓病房擔任志工至今。

擔任安寧病房志工，正是我彌補自己長年遺憾的方式，在臨終照顧這個面向上特別有意義，因為我相信一個人最需要協助的時候，就是在面對生命最後關頭的時刻。為了讓自己準備好，我報名了張啟華文化藝術基金會開設的安寧課程，並且閱讀許多相關書籍，但還是要等到進入病房服務，從做中學，我才確切體會到何謂「靜默的陪伴」。恍然明白志工服務會改變我，讓我從一個抱持「我要為病人做事」的人，轉變成懷抱「病人用他們的生命故事教了我很多」的感恩心情。

契機發生在我照顧一位癌症病人的那天，她早年離婚，帶著幼小的女兒回到父母家中居住，在父母的協助下努力把孩子養到大學畢業，偏偏在此時重病倒下。認真了解病人的背景後，我進入病房輕輕按摩她因病腫脹的手部。

「妳不需要講話，不必有壓力，我在這裡陪妳好不好？」

我說：「想說再說，不想說話就閉眼休息就好。」

就這樣，我默默的、仔細的按摩她的手。

突然她睜開眼睛連說兩次：「好舒服。」聲音中有滿足的快樂。

我們開始輕鬆的聊天，談著談著氣氛逐漸變好了，我問她：「你放不下孩子嗎？放不下父母？」

「我只擔心我女兒和阿公、阿嬤會在我離開後處得更不好。」她帶著苦笑。

原來她女兒是很獨立的人，不太願意被侷限，但她父母身為自小照顧這個小孩的外公、外婆，總是會管東管西，期望孫女能照他們的意思去做。因此長年存在著緊張關係，過去還有她居中調解，但如今她就要離開了，接下來怎麼辦呢？

「你會想跟他們說些什麼呢？」我問她。

「我想跟爸媽說：『小孩長大了，有時候就放手讓她去吧！』我也想跟女兒說：『多包容老人家，他們是把妳養大的人。』」

她轉頭看著在床邊陪伴她的母親說：「我離婚又帶著一個小孩，這幾年要不是有你們的幫忙，我怎麼可能把小孩養大。謝謝你們這樣幫我，我很抱歉未來不能照顧你們。」

她主動朝母親伸出手：「媽，抱一下。」

她的母親立刻抱住她，邊哭邊說：「妳很好，不要擔心。」

看著相擁的兩人，我知道自己已經幫助病人達到「四道」中的道謝和道歉，同時領悟到，原來「聆聽」比「說話」更重要，只要能用心聽，那瞬間就能體會出病人的需要，這就是最好的幫助了。這個經驗進一步改變了我，就像一本活生生的課本在我眼前上演，教導我調整自己和父母、丈夫間的相處模式，讓我的心更柔軟了。

我終身投入護理界，體制中的忙碌限制了過去的我，讓我無法好好陪伴病人，確切了解所需，更談不上提供讓人滿意的協助了。長年下來產生的無力感總是縈繞心頭，帶給我極大的挫折。沒想到退休後擔任安寧志工，給了我機會和著力點，從醫管、護理、志工的角色逐漸明白，我用「盡力而為」彌補過去的遺憾。

感謝我還有機會能不急不徐的握著手，好好聽病人的心聲，陪伴走過這一段艱苦的旅程。期望能有更多的護理師理解安寧療護的意義，成為推動的最大助力，一起看見人性的光輝。

心圓故事13

我不是放棄你，我是要保護你

醫師／吳建誼

在我還是住院醫師的第二年，曾到內科病房輪班，照顧過一位九十幾歲的阿公。他年事已高，在自然老化的狀況下走到了生命末期，兒孫都在國外事業有成並已安家落戶，把阿公在國內的醫療決定權以書面委託給臺灣的鄰居。阿公有一個兒子在美國當醫生，他代表家族對阿公的醫療做了指示：不做侵入性治療，就讓阿公這樣平靜的離開。

我值班那晚，獲知家屬的這個決定，但那當下看見阿公的狀況越來越虛弱，主要是肺部積水造成他呼吸困難，我知道阿公走到生命的最後階段，已陷入無意識的昏迷狀況，但若抽出肺部積水，還是可以稍微改善呼吸。

「應該可以多撐幾天吧！」我這樣想著，也如此建議主治醫師並獲得同意。

安寧在宅醫療

落葉歸根是我們所願，
回到家裡並不難！

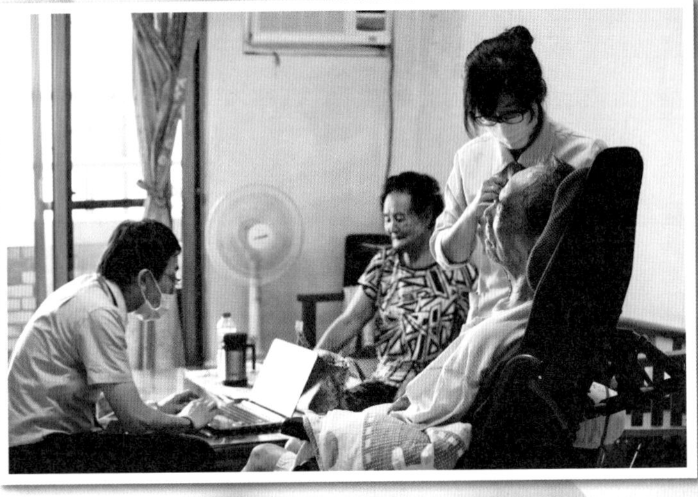

合作無間

醫師之間，對愛有共識，
乃病人之福。

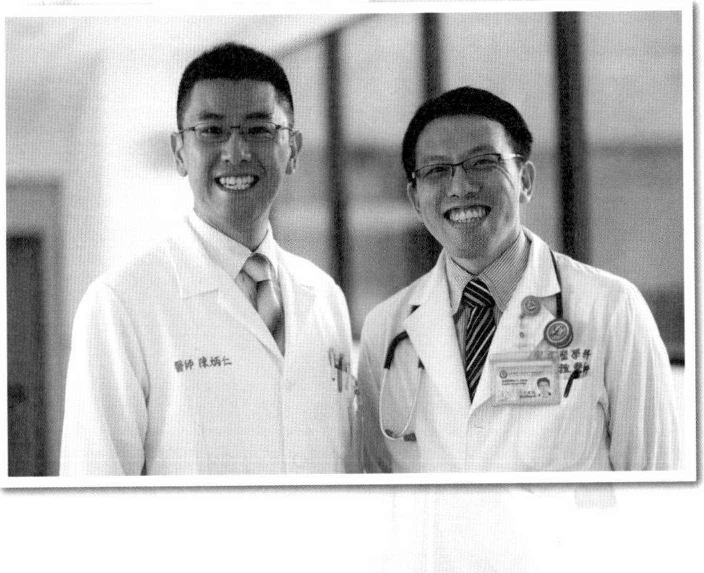

剛巧那天阿公的兒子回日本去，深夜的病床邊只剩下鄰居，他雖是法律上的代理人，但畢竟不是家屬，對於醫生的決定不敢說不，於是我們就幫阿公插引流管，引出肺中積水。當下的確改善了阿公的呼吸狀況，我以為我做了一件好事，可以為阿公多搶幾天的時間，我抱著愉快的心情回值班室補眠。沒想到幾個小時後護理師把我叫醒，通知我阿公在天剛亮的時候走了。

幾天後，阿公的兒子由國外趕回臺灣，知道我們幫阿公抽肺部積水，當下大發雷霆。「我不是有特別交代不要施行任何侵入性治療嗎？」他破口大罵。怒氣對著我來之外，還驚擾不少同仁，最後勞駕長官出面道歉，方才平撫下來。

我不是幫阿公多搶了點時間嗎？不是讓他呼吸平緩一點嗎？為什麼你要怪我？難道我做錯了嗎？當下我真是滿腹委屈。

之後我輪到安寧病房受訓，在安寧病房中當班兩個月中，親身體驗到安寧療護，見過病人在安寧病房中離世後，我突然領悟了：當初對阿公的處置，我的確是做錯了！

我錯了，因為沒有比家屬更心疼病人的人了，阿公的兒子即使不在國內，即使無法陪在病床邊，他要求不要插管的決定才是真正的愛護。因為阿公已經陷入昏迷，引出肺部積水的決定，或許表面上看來是多搶了點時間，但光為了那幾個小時，我卻讓阿公在離開前受到肉體上的不必要傷害。

繼續回想當夜下決定的心情，我羞愧的發現，那時的我還是懷有身為醫師的一種傲慢態度，那是一種不希望病人在自己手中離世的矛盾心情，因為把死亡看成失敗，因此想著多搶一點時間，潛意識中想著：「只要撐到交班後，病人就是下一位醫生的問題了。」

不得不承認，我的確是錯了，因為我沒有把病人的舒適和家屬的意願當成最重要的前提。

而讓我恍然大悟，教導我對醫師來說什麼才是最重要價值的，不是別人，正是在安寧病房中照護末期病人的親身經驗。我終於懂得任何醫療專業都不可以凌駕在病人與家屬的意志之上。所以我會說是安寧病房教導我把死亡當成生命的一部分，讓我懂得把醫師的視野從一個個冰冷的檢驗數字上拉開，把重心放回病人「生而為人」的人性本身之上，於是我才可以成為一位更好的醫師。

我就是這樣以刻骨銘心的方式，學到了安寧療護的意義。

原來，安寧病房編制在家庭醫學科之下是有道理的，因為家醫科秉持的理念，就是自出生開始就療護人的一生，那麼「生、老、病、死」四字，正是在告訴我們死亡一如出生、老化和疾病，人誰無之？不都是自然人生的一部分嗎？

所以，當一個秉持著安寧療護觀念的醫師，面對不可違逆的死亡終局，我所要做的並不是一看到病人痛苦就大力用藥，相反的，當安寧醫師最難的就是每做一個決定前要停下來想一下，多想一點，並非追求治癒，而是揣度這個藥下去會不會帶來更大的副作用？是否真的可以幫助病人感覺舒適？抑或只是徒然加重病人身體負擔的醫療？

當不同的醫療意見出現時，我們可以是病人和家屬的後盾，支持他們採用緩和醫療，避免遭受過多無效醫療的折磨。許多時候，比起藥丸、針劑，更能為病人與家屬帶來安慰的，是醫師的耐心陪伴、好言說明以及溫暖的握手與擁抱。

就這樣，我在安寧療護這條路上走過一年又一年，從社會大眾光聽「安寧」二字就茫然的過去，走到越來越多醫療人員、病人和家屬開始主動要求安寧療護的今天。

我相信這是一個時代趨勢，畢竟電擊等搶救性醫療器材的出現，也不過是上個世紀中期的事情，所以七、八十歲那一代的人多遭逢過痛苦的搶救過程，他們的子女，也就是現今四十到六十歲這一輩的人，在見過搶救的苦難後，就會想要避免走相同的路，此時安寧療護就提供了一個不同的選擇。於是當我們把接受安寧療護的病人妥善照料到得以善終，年僅二、三十的下一代，就可以看見離世也可以平靜而勇敢，我們就可以共同推廣安寧療護的理念。

所以，我總是跟病人與家屬說：「安寧病房並不是等死的地方，我在這裡當一個醫生並不是要放棄你，相反的，我是要保護你，保護你免受無效醫療的折磨，確保你可以為自己決定離開人世的方式，保護你免受過多的恐懼，希望給你最後的尊嚴。」

在走向死亡的路上，安寧團隊和你站在一起，我們一起承擔。

心圓故事14

在你最需要支持的時候

志工／林桂麗

退休後我想多一點和人的互動，進而回饋社會，於是進入高醫安寧病房擔任志工。

為什麼選擇這裡？

我相信一個人面臨死亡時是最無助的，面對親人離世的家屬，也必然是最需要幫助的。這樣說來，若要擔任志工，安寧病房不就是最好的選擇嗎？

在這裡當志工，最重要的是要能「定下心來」。換句話說，就是不要想著自己，要以病人和家屬的需要為優先考量，也就是大家常說的「無私無我」，聽起來不容易，做起來沒那麼難，很多時候光坐在身邊陪陪他們、聽他們講講話，就是最大的幫助。

曾有位入住的病人情緒一直都很低落，和他太太聊天之後，我才知道原來他是一生打拚、事業有成的企業家，正想著退休後開始過他想過的輕鬆人生，到處旅遊、頤養晚年，算是享受辛勞後的收穫，沒想到卻在此時驗出癌症，一病不起。

我想了想，也許可以從他信仰的佛教觀點切入。

「你很不甘願吧？」我問他。

他點點頭。

我說：「你努力過的就是你的，該是你的就一定會是你的，誰都搶不走。即使現在享受不到，未來也會享受到；這輩子來不及享受，就會在離開人世後的世界或者將來哪輩子得到，一定會再回到我們身上的。」

當下他沒有多少反應，可是他太太後來私下謝謝我，說這些話讓他先生想開了。一旦心開了，就可以帶著安穩的情緒過最後的人生。

安寧病房是非常尊重宗教的，除了佛教志工外，也有天主教的修女來當專業志工。不論哪一種宗教都是好的，給病人與家屬的精神上提供了極大的支持。我相信這是因為宗教常會提到死後的世界，病人因病住進安寧病房時，容易感覺生命走到盡頭，沒有未來，也沒什麼好盼望的了。這時候我會鼓勵他們回想自己的宗教信仰，去想想離開這煩擾人世後還有一個世界，而那個世界是更光明快樂的地方。

人生在世時，我們每個人都要努力把自己的功課做完，不論命運派給我們的是哪一種功課，就是把握當下、盡力而為，等到畢業了，我們就可以去到更好的地方。

洗澡的快樂

當病人需要身心舒爽，
洗澡是最好的方法。

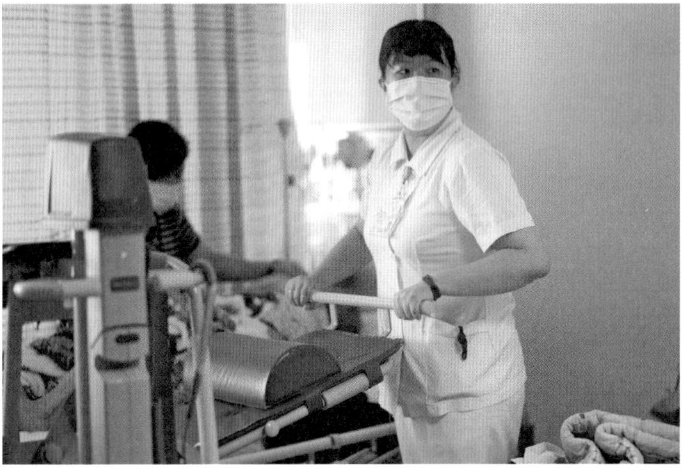

洗澡的快樂

在安全無虞的情境中，
讓病人得到最佳身心靈舒展的狀態。

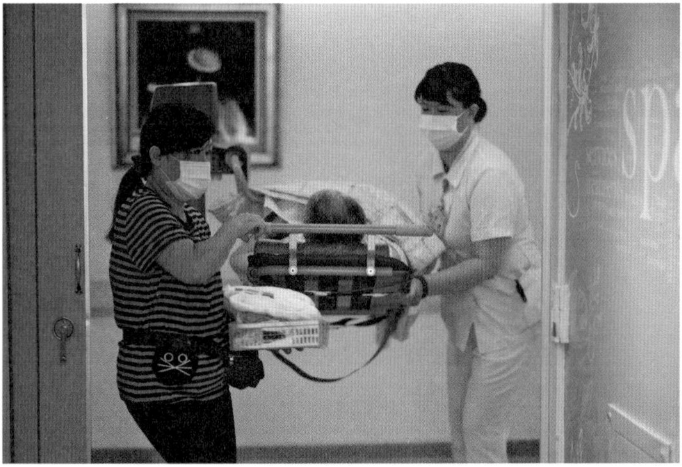

心圓故事15

社會責任

高專／江秀珠

我開始接手安寧病房的督導工作前，坦白說對安寧病房的認識接近於零，雖在高醫多年，但我連想都沒想過要來心圓病房看一下。所以當我知道督導業務必須包含這裡時，心裡緊張了一下，趕緊去找資料來了解，一讀下去才發現安寧病房和所有急性病房都不一樣啊！

最大的不同應該是人員的特質吧！表面上看起來安寧療護人員很多，因為依據要求必須維持一比一的水準，但若有人以為人力多或者末期病人不需要特別照顧，所以每個人要負擔的護理工作就可以減少，那就大錯特錯了。

首先，安寧醫護人員要上很多的課程，根據規定，進來病房前就需要上八十小時的安寧訓練課程，進到病房服務後，每年最少還要上二十小時的進修課程，隨時補足最新醫療資訊，這還不含他們私下自己去上的芳療、按摩等相關技術課程。

再來，一般病房處理的都是比較短期的疼痛症狀，但到安寧病房這裡，疼痛是長期的，甚至是無法解決的。末期病人多半是繁雜症狀，可能處理一位病人要花費的時間是普通病房的好幾倍，更何況這裡還要算入個案管理師、安寧居家療護等相關人員，把這些人員拿掉後，你就可以了解為什麼護理長總是跟我說人力不足，總喊著希望多一點人加入了。

我很佩服安寧療護人員，他們真是不容易，秉持著熱情和理念，傻傻的埋頭做下去就是十幾年。他們最大的優勢，同時也是最累的地方，就是要有比別人更多的敏銳度和體貼，透過觀察病人和家屬的表情動作去理解需求。他們也必須有更多的耐心，因為在這裡，聆聽是治療中重要的一環，病人和家屬可以紓解心情，醫護人員可以從中得到相關資訊，以尋求更適合的治療方法，但要這樣就必須花更多時間坐下來好好聆聽，由於不忍心打斷對話，只好把許多工作往後延，以更緊迫的方式完成。

其實安寧療護並不是醫護人員和病人兩方的事情，好的安寧療護應該是讓醫療人員和家屬一起合作照護病人，但現在的狀況是，許多家屬會過度把照顧的重擔放在醫護人員身上，間接造成護理人力的過勞，所以安寧病房中的醫護人員真是辛苦了。

辛苦的還有院方，安寧病房是一個耗費極高卻談不上「回收」的地方，十幾年來年年都是赤字，高醫院方卻還是一路支持，簡單說起來，就是為了「社會責任」四個字。這的確是高醫的責任，因為要配備多名專屬人力，還要橫跨社工、心理等許多科別，每年投入的資金很可觀。但一路堅持到今，就是考慮這樣艱難的工作，不由醫學中心的高醫來承擔，還有誰能承擔呢？總不忍心讓規模更小的地方醫院來接這個擔子吧！這樣說來，高醫設置安寧病房也算是義無反顧，所以我會說，這是一種使命，也是一種承擔。

還好，高醫安寧病房十幾年來的付出，加上多年來政府和民間團體的推動，安寧療護的風氣漸漸開放了，直接的幫助當然是讓病人能以有尊嚴的方式離開人世，間接的則是減少無效醫療的支出。在風氣未開之前，許多病人在勉強施行急救後已無意識，卻要仰賴呼吸器等機器維生；這幾年在眾多努力下，隨著安寧療護觀念的推廣，我觀察到呼吸照護病房的佔床率開始下降了。這也表示國內醫療的重心，開始由前端的急症治療慢慢轉移到治療後端的緩和療護之上。

我相信安寧療護代表一種改變的力量，設置安寧團隊就是建置了改革的動力，有了安寧病房的存在，聚沙成塔，滴水穿石，默默的，慢慢的，持之以恆的扭轉了我們對末期病人照護的觀念，甚至是看待死亡的態度。

我們要繼續把這個責任承擔下去，希望未來可以有更廣的社會性照護網路及垂直整合醫療系統，那麼我們就可以讓更多人不需要到醫院內，而是在家裡就能接受安寧療護，而這也正是我期望自己晚年可以享用得到的照護方式。

心圓故事16

媽媽派給我的功課

志工／陳淑雅

我的經歷比較特殊，除了志工身分外，我還是心圓病房的家屬。早在十幾年前，我的母親就住進來了，她在安寧團隊的照顧下，走完人生最後一程。

當年我們是主動選擇入住安寧病房的，母親因癌症輾轉各科，歷經開刀、化療、放療等大大小小的手術，生理及心理的承受都到了極限。

「我不想再這樣受折磨了。」她主動跟我說。

我們是母女相依為命的單親家庭，因此我比任何人都心疼她，也比任何人都愛她，我必須為她找一條好走的路。我想起之前因為保險工作而認識的客戶，曾提過「安寧病房」四個字，藉由詢問，我了解這也許是個沒有選擇下的選擇。回到病房後，我單刀直入的詢問醫生若繼續化療後的結果，他很坦白的告訴我狀況只會更糟，不可能好轉。

整理好心情後，我把兩邊得到的答案分析給母親聽，她倒是很豁達：「轉去安寧病房吧！」

就這樣，高醫心圓病房剛成立半年，母親和我就成為其中的一員。母親帶著歷經與疾病多重戰鬥後的疲倦心情，以及傷痕累累的肉體，住進了安寧病房。

我承認一開始我們只是單純的想要有一個不被殘酷的治療追著跑、可是又能減緩疼痛的地方，對安寧病房到底有哪些特殊安排是沒有概念的。但當我們一住進來，立刻發現不管母親還是我，精神和心靈上都感受到放鬆了一點。

如果問我到底是什麼讓我們感覺安心，我也說不清楚，也許是步調慢了下來的醫護人員，也許是總是默默提供協助的志工，更也許是因為獨特的病房環境。這裡有客廳、廚房等空間，以及魚缸、電鍋等物品，讓我感覺多了一點「家」的味道，這一點珍貴的感覺，讓人忘卻一般病房那種制式化的冰冷，所以母親總愛離開自己的病床，偷偷躲到和室中睡覺，想來夢裡也能看見我們的家吧！

在這裡，母親獲得緩和的休息時間，雖然知道終點還是在那裡，但她有能力用獨特的魅力去面對。母親雖然教育程度不高，卻有超乎常人的樂觀與開朗，她用勇敢坦率的態度面對死亡關卡。因為單親家庭的緣故，她總想著不要造成我的負擔，因此早在健康時就立好了遺囑，甚至幫自己挑好了塔位。以同樣的獨立和樂觀，母親把自己挑選好的遺照和壽衣都帶到安寧病房裡。

母親的個性愛說話、愛熱鬧，我真感謝病房中有多位志工，在我上班的時候能陪她說說話，紓解心情也提供陪伴。在聊天的過程中，母親提起她選好了漂亮的壽衣，志工和護理師們起鬨要她穿起來看看，母親穿戴打扮後，大家都說好看，只是因為水腫，讓衣服顯得小了點。

「這不是問題，」一位志工大姐立刻豪氣的說：「我會修改衣服，馬上改。」

穿著改好的衣服，母親笑咪咪的和心圓病房志工與醫護人員拍了張合照。日後我總是笑中帶淚看著這張照片。有點酸楚，有點不捨，但慶幸選擇了安寧病房，讓母親的最後一程是在一群關愛她的人陪伴下走過。

因為照顧母親的關係，我和病房中的志工與護理人員也成為朋友。母親離世後，她們幾度親切的關懷我，招呼我參加病房的聖誕節聚會，護理長在聚會中詢問我：「想不想來當志

洗澡的快樂

讓我為你洗頭、梳頭髮，
在水聲中享受溫柔的陪伴。

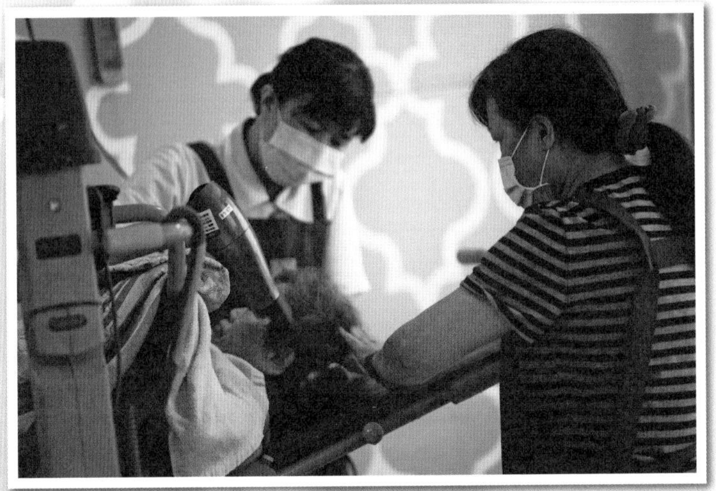

奉茶

小小的點心，充滿關懷及鼓勵，
期待暖了你的心及身。

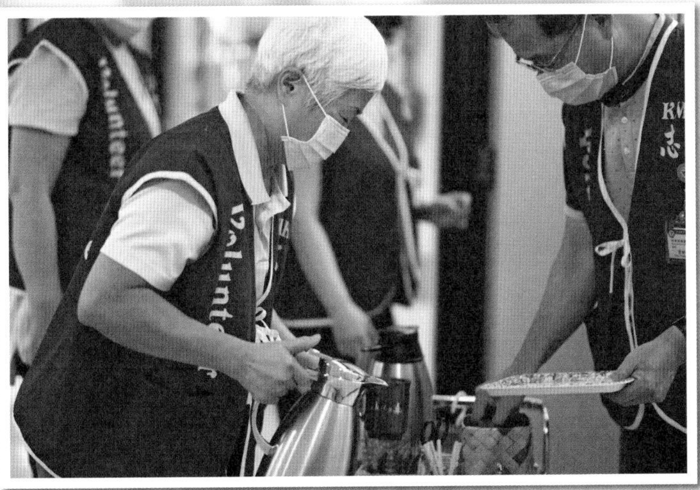

工？」

她很體貼的說：「要是這裡會讓妳想到不開心的過去，就不要勉強喔！」

我愣了一下，回答她：「我可以。」

就這樣，我回到心圓病房，志工一當就是十幾年。

這是讓我傷心的地方，也是給我溫暖的地方。

有這個機緣讓我回饋，我相信這就是母親冥冥中指派給我的功課。

過去是別人幫助我，現在換我陪伴家屬與病人說說話，讓他們把心中的壓力吐出來。我也不避諱的告訴他們，我曾是病人家屬，這個坦白往往可以讓家屬放下心防，放心詢問他們將要面對的相關問題。

每當我回答問題或者聆聽病人與家屬的心聲，我就會想到母親。她派給我病房中的志工功課，一修就是十幾年，幫助我看得更開，不懼死亡，明白生命無常，凡事莫強求，人與人之間根本不需要太過計較，所以我早早簽好了不施行急救同意書，也希望能將死後的軀體捐做大體解剖。但在那個時刻到來之前，我以感恩之心謝謝心圓病房，在母親和我困難時扶持我們一把，然後我持續回到這裡，希望能陪伴更多人走過困難的道路。

心圓故事17

給逝者尊嚴，讓生者安心

志工／曾祈全

父親是一位傳統、老派的臺灣男人，會照顧家庭但不太會表達感情，對身為長子的我帶有恨鐵不成鋼的期待，因為他的打罵教育，我自小就和他相處不好。

他晚年倒下後被送到高醫，住進一般病房。我在他的生命末期時日夜陪伴在病床邊，看著昏睡中的他，苦笑著想自己的專業是心理學，雖然念到博士學位，從事專業心理諮商，然而當面對自己的親人時，那個關卡卻是好難跨過去。

「他也剩下沒多少時間了，你的心結要就這樣放著嗎？」我問我自己。

於是我握起他的手，說：「爸，我很愛你，可是為什麼你總是要用責罵的方式和我說話呢？」

我以為父親正昏睡著，才敢這樣偷偷的說。沒想到話一說完，立刻感覺手被輕輕握住了，我心頭一驚，抬頭只見父親張開眼睛流淚了。原來父親並沒有真正睡著，他聽見我說的話了。這個意外讓我們父子之間把話說開，讓長年懸在父親和我之間的緊繃情緒紓解開來了，我明顯的感受到父親雖然還是虛弱的躺在床上，但他的心靈狀態和身體語言都呈現出一種心事已了的放鬆。

三天後，父親嚥下了在人世間的最後一口氣。

日後我常在演講中提到這段回憶，我說：「這一輩子，我做對的事情也許不多，但那天的談話一定是做對了，還好我和父親還有機會把心底的話說出來。」

父親的離去讓我開始關心起對末期病人和家屬的心理協助，打聽到臺北有專業機構教導一種新的醫療觀念和方法，就叫做「安寧療護」。在那個高醫還沒設置安寧病房的時代，我就因為個人的興趣，花一年時間每週自費搭車北上受訓。

學著學著，我恍然大悟，原來我是一不小心做對了啊！

這才知道，那天父子把話說開的舉動，恰好符合安寧療護中提倡的「道歉、道謝、道別」。由於能有這樣的機會，父親能在離世前放下罣礙，而我在往後的人生能心神安定，沒有遺憾。

我終於明白，安寧療護的意義就是：給逝者尊嚴，讓生者安心。前者也許比起後者更形重要，以我的佛學信仰來說，人並非只有此生今世，未來我們還有機會有更好的下一輩子，但若今生都抱有缺憾、無得安穩，我們要怎麼到達極樂世界，甚至是更喜樂的下一個輪迴？

於是由單純認同「不施行不必要的急救」開始，我越發支持安寧療護的精神，特別是關於「全隊、全人、全家、全程」的想法，也許正是因為自己走過這條艱難的路，所以感同身受的體會到，能見到長輩安詳離世是給親人最大的安慰和心安。反過來想，要是纏綿病榻的病人見到親人心緒不寧、焦慮煎熬，又怎麼能安心的放下一切離開呢？

抱著這樣的認同，加上幾年的受訓和自我學習，我認為自己準備好了，剛好高醫此時開設了安寧病房，我便主動報名擔任安寧志工，這也是為了彌補我對父親的遺憾。是的，我們的確是有和解的機會，可是太晚了，只有那三天。當時要是能早一點，我們就能享有更多的父子親情。所以我擔任安寧志工，就是要以同樣的心情，照顧與協助病人和家屬。

說起來有點志向遠大，但做起來其實沒那麼複雜，我發現安寧志工最重要的就是陪伴，最好的角色就是病人、家屬及醫護人員之間的橋梁。當我穿上志工的背心，我就把醫院外的心理專業放下，在這裡不需要技巧，不必揣度內心，返璞歸真下反而可以發揮更大的傾聽功能，說說笑笑中可以轉移注意力，五分鐘也好，十分鐘也好，都能給病人與家屬一點心理上的喘息空間。

曾經有一位病人向我抱怨疼痛難忍，我知道醫護都已經給了適當的止痛藥，「也許是心理上感覺到痛？」我如此大膽揣度。

他按著疼痛的胃要求我：「你會說故事嗎？」

「沒問題。」我把這幾年看過的人情世故當成故事說給他聽，他居然也聽得專心，故事終了，神情也平靜了不少。

「那麼我們來抄經吧！」我向信仰佛教的他如此建議。

他無可無不可的和我在病房客廳中，兩個人一起靜靜的抄寫經文。之後，只要我看到他在走廊上緩步慢行，就會趁機找他和我一起整理環境，做一些像是擦桌子等不吃重的工作。

「不痛了。」他半開玩笑的跟我說：「原來當志工是這麼快樂的事情啊！要是我有下一輩子，我一定要當志工。」

我當然知道這並不代表疼痛消失了，只是他獲得了心理上的回饋，感覺到他的存在還是有意義的。

在這位病人離世前，我特別去病榻旁握著他手，很慎重的對他說：「我想要謝謝你，感謝你讓我陪你一段時間，你讓我的生命有意義，謝謝你。」

當時已經無法言語的他，眼淚從閉合的眼角默默流下來。

我想，這就是安寧療護的價值吧！一種「以人為本」的醫療關懷，一種追求「尊嚴」與「安心」的療護方式。

今天我把這些想法帶入「生命教育」系列演講中，每當我站在臺上，我都會說起安寧病房教給我的人生領悟。說起來，生命教育就是這樣：用自己的生命去影響和幫助別人，也讓別人的生命引導我的生命走向更好的地方。

是安寧療護教導我珍重與人的緣分，感謝安寧病房讓我看見生命存在的意義。

心圓故事18

街友

志工／李景貽

早年從事保險業，在處理保險事宜過程中，看多了生老病死、人生無常，我體會到社會中有許多需要幫助的人，所以早在一九九〇年代就進入醫院擔任志工。那時候高醫還沒設置安寧病房，但我是早就知道「安寧療護」的，因為那時社會上有位公眾人物寫文章，講到她母親在臺北的安寧病房中過世，文字中簡介安寧療護的內容，也特別感謝病房志工的協助。

幾年後，我開始從事芳療事業，等客源穩定後，我就打電話給高醫社工室。

「我可以再回來當志工嗎？」我問。

「你願意來當安寧病房的志工嗎？」他們說。

我二話不說立刻答應，開始接受一連串的安寧志工訓練。

無聲的奉獻

大夜班裡，默默為病人舒適、安寧付出的身影！

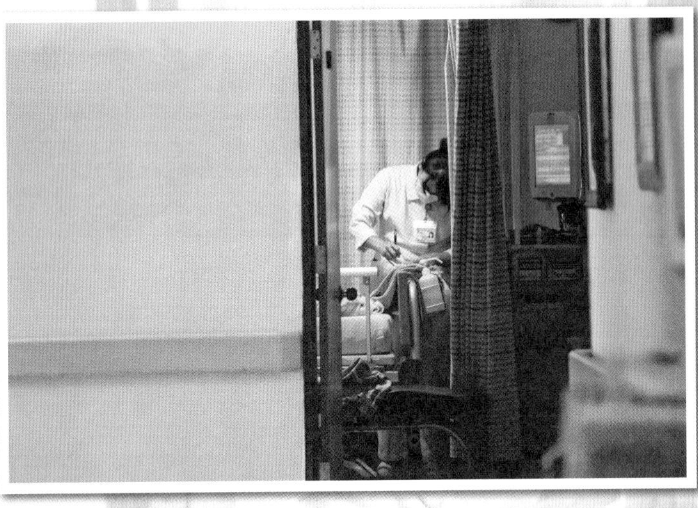

大夜班裡的寧靜時光

在寧靜的深夜，細微的照顧與耐心，就是對病人最好的陪伴！

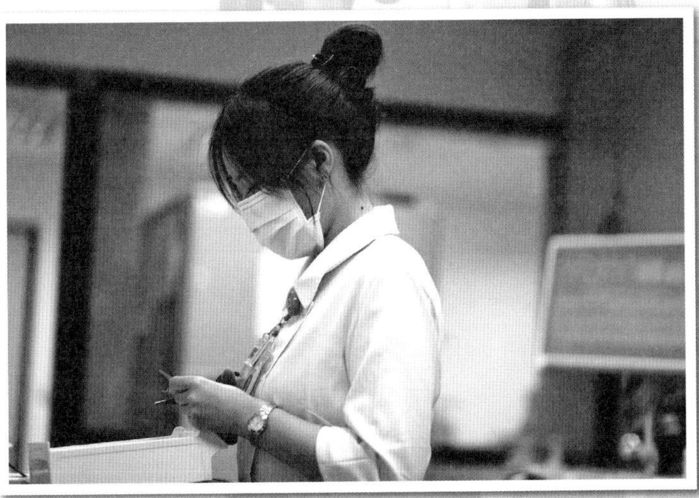

慢慢的，我的家人知道我是安寧志工，總會好奇的問我病房狀況，我也會藉著這個話題，有意無意的引導他們接受安寧療護的想法。早年我父親過世時，安寧療護的觀念還不興盛，但到了現在，我母親八十幾歲了，她見過生死，了解我當志工的過程，很乾脆的說：「輪到我時，你們都不要給我插管喔！」

我很佩服她的灑脫，但無奈命運捉弄人，她意外倒下時人在基隆，遠在南部的我趕到醫院時，母親已經陷入昏迷，並在急診室歷經電擊和氣切插管，只有靠機器維生。惦記著母親的交代，我們立刻找醫師會商請求拔管，但該醫院並沒有安寧病房的服務，醫護人員不同意拔管，告訴我依照規定至少要有兩位醫師簽字同意才可以進行。

花了好幾個小時，全醫院找不出第二個醫師前來協助，我看著母親躺在病床上，知道她已經不可能再清醒過來了，只是靠著冰冷的機器維持生命跡象，徒然讓肉體受苦罷了。

當時我牙一咬說：「我們自己花一萬元請救護車送回高醫進行拔管吧！」這是沒有辦法的辦法了，還好就在快絕望時，奇蹟似的出現一位醫師願意簽字，於是在拔管五分鐘後，母親平靜的離開人世。

自此之後，我更加認同安寧療護的理念，避免病人受苦、家屬受折磨，並且不浪費醫療資源。回到高醫心圓病房，我感恩有為末期病人和家屬回饋的機會。在心圓病房中，我善用芳療的技巧，為病人與家屬進行精油按摩。當醫護團隊進行院外居家安寧療護時，我也經常隨行探訪，為久臥在床的病人按摩促進血液循環，或者為疲倦的家屬舒緩痠痛的筋骨。每當看到他們輕嘆口氣，緊張的肌肉開始放鬆下來，臉上出現舒服的微笑，我總是非常開心。

還記得有一位特殊病人因癌末住進心圓病房，進醫院前，他是在街上居住多年的流浪者，病發後由社會局安排來到高醫安寧病房。醫者仁心，見他孤單一人、無親友在旁，還在他生命末期動用安寧基金，為他聘雇照顧人員。看到他由初進病房時對人的排斥，維持街頭生存的警戒心，到末期願意接受按摩，敞開心胸和志工說說笑笑，我想，他的一生或許是辛苦的，但在最後一程，能在心圓病房眾人的看顧下離世，也是一種安慰了。

這麼多年了，我還繼續在這裡當志工，為大家按摩，陪大家說話，推輪椅、鋪病床，更多時候，只是簡單對病人和家屬說一句：「你辛苦了。」就可以讓他們放鬆下來。

至於我本身更是早早就寫好遺囑，簽好不施行急救意願書、器官捐贈同意書等文件，連生前契約都買好了呢！

希望當我的時刻到來那一天，我也能在溫暖的安寧療護下走完此生。

心圓故事19

雪中送炭

志工／楊鳳嬌

我的母親去得早，那時不要說安寧療護了，連最基本的疼痛控制都是奢求，所以母親在生命末期過得很辛苦，癌症帶來的疼痛幾回讓她痛不欲生，疼痛來襲時只能咬緊牙關，力量之大讓我們深怕她會咬斷舌頭。

這樣的離世方式教人痛徹心扉，也讓我在母親走後好幾年都還有心理上的陰影，一種對死亡的恐懼，潛意識中怕閉上眼睛睡覺，深恐就此一覺不醒。

我知道這樣不行，於是主動走出去當志工接觸人群，也積極找書閱讀和請教師父，了解到佛法中說到的人生不只一世，萬事無常，生死都是自然的一部分，這才慢慢看淡死亡之事，回復平靜的心情。

正巧在婦幼館和我一起擔任志工的朋友也是高醫的志工，那一陣子為因應健保制度的展開，高醫需要大批人手幫忙，她問我想不想同時擔任高醫志工，我答應了，就此轉為高醫的志工。

幾年後，高醫宣布將籌設安寧病房，並且開設一系列安寧基礎訓練課程，歡迎有興趣的志工一起參加。事涉生死議題，我懷抱高度的興趣參加，一聽就認同安寧療護的理念，特別是關於疼痛控制的部分。心中不免惋惜，因為要是能早一點，母親晚年或許就不需要承受那麼多折磨了。

聽課是把理念聽進去了，但畢竟不是任何人都可以無畏懼的進入安寧病房實地操作，加上高醫管理人員對於第一批安寧志工訓練相當嚴謹，不希望還沒準備好的人進入現場帶來傷害，所以志工督導東找西找，有一天前來問我：「妳是成熟謹慎的人，妳來安寧病房好嗎？」

就這樣，我在心圓病房開設那年，開始安寧志工服務，一做就是十幾年，第一批的安寧志工共十人，這幾年中有人因為忙碌的生活中斷服務，更多人是受不了每每見到病人離去的哀傷，所以創始志工團隊中至今只有兩個人仍留下來，我就是其中之一。

能成為堅持十幾年的安寧志工，我可是很驕傲也很開心的喔！

到病房當志工，你就會明白安寧病房並不是大家想像中那種可怕的地方，相反的，它充滿濃厚的感情和滿滿的溫馨。

有一天我一進到病房，護理師就要我去幫一位病人拿水壺裝水，為慎重起見，我在和病人互動前，都會先閱讀一下資料，有點初步的了解，也避免犯錯。一看之下忍不住吃驚，原來這位病人是久歷江湖的黑道大哥，現在因為癌症末期來心圓病房保外就醫。當然，大哥也是人，所以我抱著平常心進去和他打招呼，他第一眼就讓我印象深刻，大哥雖因病痛而瘦骨嶙峋，但他居然端端正正的盤腿端坐在病床上，那眉眼間的江湖霸氣還是掩藏不住的。

我裝好了水，放回桌上，順口問一句：「你還有想要我做什麼嗎？」

大哥沉默了一下，冒出一句話：「我想見見我女兒。」

女兒？我趕忙向他詢問細節。

原來大哥浪跡江湖，前妻和女兒早早就不在他身邊，他把女兒委託給親戚照顧，但畢竟不是至親，似乎也沒有受到很好的照顧。

「我們已經五年沒有見面，現在我放不下的就只有她了。」大哥說。

安寧療護的理念鼓勵我們協助將要離世的人完成心願，讓他無罣礙的走完最後一程，於是我立刻向督導說明這件事，並把大哥女兒就讀學校的名字報出來。

「這不容易呢！」督導嘆氣。

我知道家家有本難唸的經，我們也要為大哥的女兒想想，也許她不想來看這位失職的父親，也許她早已有了平靜的生活，不想被打擾。但我就是放不下，總是想著要是錯過了，恐怕連最後一面都見不到。

「督導，」我自告奮勇：「我剛好有朋友在那個學校工作，我可以想辦法。」

「沒關係，由我這邊來吧！」

回頭想想，我體會到這就是安寧病房的特殊精神。也許事情不容易，可是第一時間我們討論的都是「怎麼做」，而不是「這又不是醫療範圍，我們為什麼要做」。

於是督導向學校打聽到大哥女兒的連絡方式，透過電話把她父親的狀況慢慢說給她聽。

我不知道她是怎麼和家屬溝通的，但是一星期後，我再度到病房擔任志工，大哥特意叫我進去，神祕兮兮的說：「我給妳看一個東西。」

我一看原來是一張照片，裡面三個人影，正中央是大哥，一左一右是他的前妻和女兒，原來女兒還是來了，並且把母親一起帶來。兩個人的眼睛、鼻子都紅通通的，明顯看起來大哭一場過，但大哥卻帶著燦爛的笑容，張嘴笑得好開心。這張照片是女兒拜訪當天，護理人員幫他們一家拍下的合照。大哥心願達成，他很平靜的過完他最後的日子，在末期時還來了一名看護協助，出資的人是他前妻。

「為什麼你願意把找女兒的事情跟我這個第一次見面的人說呢？」我曾這樣私下問他。

「因為只有妳問我還想要什麼。」他說。

我好幾回想起這位江湖大哥，也許是因為他把自己準備得很好，無懼的面對死亡。事實上，這幾年看下來，我發現要面對離世的關卡，大多數病人是心裡有數，放不下的反倒是家屬，許多時候，他們的於心不忍、難以放手，會為病人添加不少的辛苦。

就有一位先生，他和太太鶼鰈情深，兩人育有兩個女兒，早已長大成人，一位定居日本，一位在外縣市工作，長年下來都是夫妻兩人相伴為生。正是因為這樣互相依賴的感情，讓他在太太癌症末期還是不死心的熬煮草藥，偷偷要太太喝下去，太太不忍拒絕，只能忍受草藥造成的身體浮腫，肉體難受外還是繼續衰弱下去。

在外地的兩個女兒都趕回安寧病房，卻也無力勸阻父親，於是偷偷把我拉到一旁問：

「妳可不可以幫我們跟他說一說？」

再見！生命的老師

每個病人都用自己的親身經歷教導我們善生，
最後離開的身影，值得我們鞠躬道別。

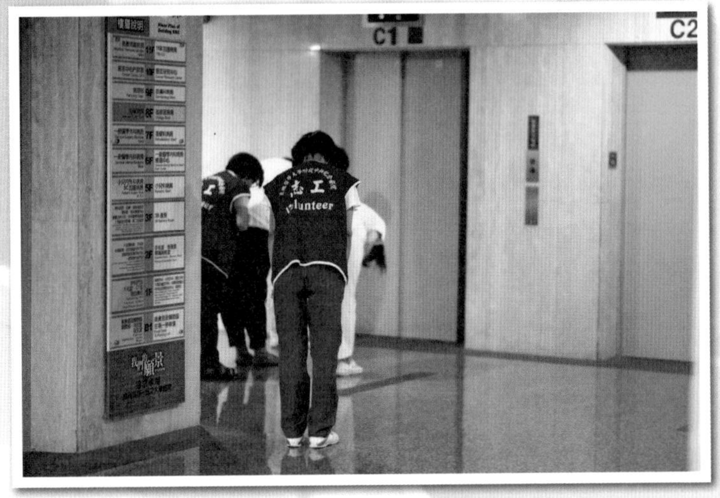

繫

相逢並非偶然，
只因當下與你相伴。

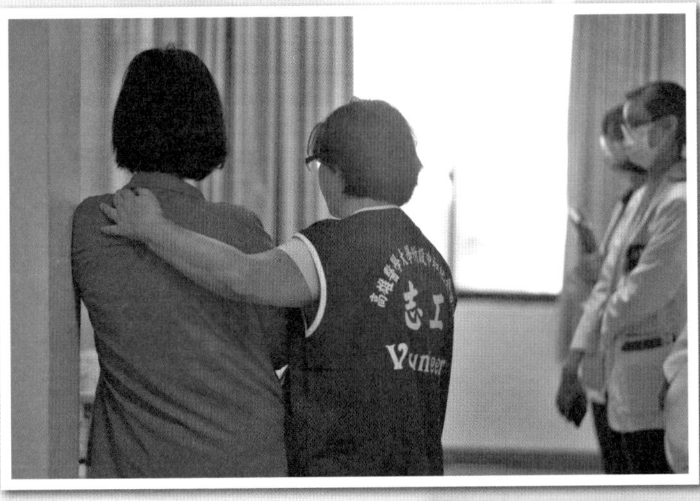

我抓個時機把當先生的帶到客廳，慢慢勸他：「你太太信仰耶穌，她準備好要去當天使了，你也要準備好讓她去當天使，不要讓她這樣辛苦啊！」

我話剛說完，他眼淚立刻衝出來，一個大男人把臉埋在手心裡，嚎啕大哭。

我就坐在旁邊陪他，讓他好好哭一場，把壓抑已久的情緒發洩出來後，他就可以開始面對事實，讓疼愛的人在最後時間過得輕鬆一點。

我想，這就是安寧志工存在的意義。我們在某些時刻發揮一點微小的作用，不是為了錦上添花，反而更像雪中送炭，我們可以幫他們把一些無法說出口的話講出來，這些話也許是病人的心聲，也可能是家屬的期望，透過我們的傳遞，可以讓人世最後的一段路多一點溫暖。

心圓故事20

信

志工／陳金鶯

贊不贊成安寧療護？當然！

我父親在七〇年代因癌症末期，沒有辦法獲得良好的疼痛控制，他曾痛到要在家裡喝農藥。後來的母親就比較幸運了，她被接到嘉義的醫院，在安寧病房中離開人世。也許這就是個機緣，讓我在五十幾歲時開始到高醫擔任心圓病房的安寧志工。

印象最深的是有一位三十幾歲的年輕父親住進來，說他放不下剛滿八歲的兒子，我們現場三位志工陪著說話也幫忙出主意：「這樣吧！你寫封信給他，他以後隨時可以拿起來看。」

「好多話想講，可是我不知道要怎麼寫才好。」他說。

我們三人立刻分配好每人寫一段，畢竟都是當過母親的人了，知道為人父母的心情。我們很認真的一個字一個字推敲，寫好後還先拿去請教病房的護理長和心理師，想知道這樣的內容對八歲小孩來說是不是可以懂？會不會造成他的壓力？獲得許可後，我們在病房中一段一段唸給病人聽，邊唸邊掉淚。

「你們寫的就是我的心情啊！」他很滿意。

於是我們找了一張美麗的卡片，讓這位年輕的父親謄寫，還認真的在每個字旁邊加上注音符號。

「你還可以錄音啊！」又有志工提議：「把你的聲音錄下來，讓兒子一輩子都可以聽，看到照片、聽到聲音，就像你在身邊。」

於是我們又興沖沖的找器材，錄下這位父親的聲音。

其實那時病人已經接近末期，狀況不是很好，但錄音那天下午他的精神還不錯，還可以坐起來和我們進行這些活動。

三天後，他離開了人世，但一個父親對兒子的關愛就這樣保留下來，交付到孩子手中。

所以我說當安寧志工是辛苦的，可是也是快樂的。

回饋總是在意外的時刻來到。好比說那一回，我們這群志工見到一位病人和太太感情不好，都到病程末期了，還是抗拒著不讓太太來看他，但這樣的他心裡是受苦的。於是我們先從家屬下手，藉著談話的機會委婉勸家屬說：「走之前總要放下心事，這輩子的恩怨不了結，還要讓他帶到下一世嗎？」

也許是家屬也有這個意思，於是慢慢的找機會勸當事人，結果居然說動夫妻兩人在病房中相見，好好談開來，放下宿怨，讓他平心靜氣的走完人生。事後，太太提著一個蛋糕到心圓病房，指名要給我們志工。

「謝謝，」她說：「安寧病房有志工，真好！」

我也很想說謝謝，感謝每位病人與家屬，他們教導我更珍惜生命，活在當下，不要吝於表達感情。

說真的，能當安寧志工，真的很好！

心圓故事21

水柱的力量

志工／洪淑玲

當志工一直是我給自己生命計畫中的一項功課，本來想說退休後再來進行，沒想到一年多前因為命運的安排，讓我提早從職場退下，既然時間空下來了，何不提早開始志工服務呢？

之前我從事醫療器材相關工作，對高醫很熟了，要當志工，高醫當然是最直接的選擇。沒想到原本立意要去的兒童癌症病房不但沒缺，還要有相關訓練，正在懊惱時，督導靈機一動建議我：「不然你去網路上看看，常會有開給志工的訓練課程喔！先去上點課也不錯。」

他介紹給我的幾個機構中，剛好就有安寧療護的課程，我上了課，了解安寧療護後也深表認同，這時安寧病房需要幫手，我就順理成章的進來擔任安寧志工了。

這也一種命運的安排吧！回想起過去幾年來，我對生死議題懷有極大的關心，雖然沒有特定的宗教信仰歸屬，但我花了許多時間去涉獵各種宗教，道教、佛教、一貫道、基督教……，各種宗教都涉獵一點，久了也就接受生死無常，以平常心面對自然生命變化的觀念。最特別的是，有一位教會人士如此開導我：「我感覺妳過去的生活像是一灘水，別人給妳什麼，妳就平靜的接受，為什麼妳不成為水柱呢？像水柱那樣給人衝擊的力量。」

擔任安寧志工的我，把自己當成水柱，我在病房中協助病人與家屬走人生艱難的道路，但他們同時教導我怎麼當一個有力量的人。在這個病房中，總有許多這樣互動的機會。例如每週固定的電影欣賞會和中國結手工藝課程，每到節慶，例如新年、聖誕、端午、母親節、父親節等，病房也會安排相關活動，舒緩一下病人與家屬的心情，這些活動就有安寧志工可效勞之處了。

以中國結課程來說，有專業的中國結老師進到病房中帶領活動，不必擔心材料費用，我們還會提早通知各房家屬：「如果你願意參加，我們會安排志工幫你換班看顧病人，你可以出來透透氣喔！」

你應該也猜到了，重點不是學會中國結，而是藉由這個機會讓關在病房內的家屬有機會走到客廳來，手上有事情做，腦中就可以休息一下，把注意力從病情上稍微轉移開來。大家聚一聚，心情輕鬆一點，話匣子打開就會分享彼此的心情，知道自己並不孤單。

那天我就看到一對感情深厚的老夫妻，夫妻倆熱愛旅遊，在老先生因癌症倒下前，他們每年都會進行兩人的出國旅行。現在，躺在病床上的老先生交代白髮蒼蒼的老伴說：「我走了之後，妳還是要去旅行喔！報名旅行團，跟團去吧！」

他們的感情就是這麼好，旁人看了自然知道此刻他們心中有多難過和不捨。

在志工的協助下，老太太認真打了個漂亮的中國結，中國結有祝福的意涵，我們教導大家把打好的中國結編成手環，老太太把她做好的中國結帶回病房，慎重的掛在老先生的手腕上。她看看睡著的老先生臉上的表情，回頭對我說：「感謝有安寧病房，感謝病房中有安寧志工，他才可以睡得這樣安詳。」

平安結

教導中，轉移家屬的注意力，
作品能帶給病人及家屬力量。

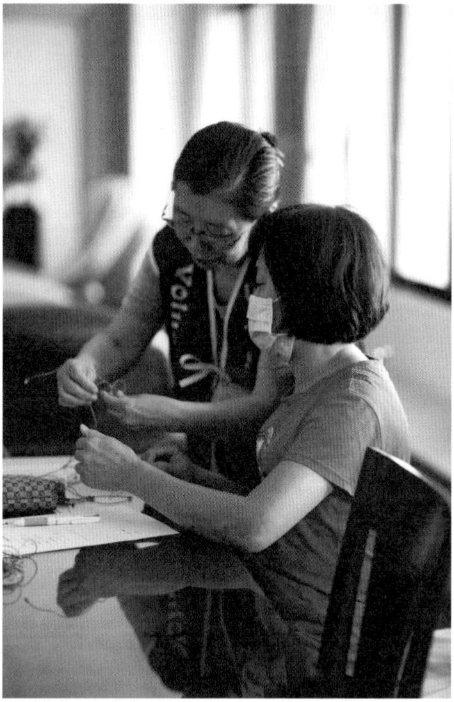

編織

手作中傳遞了
無數的愛與祝福。

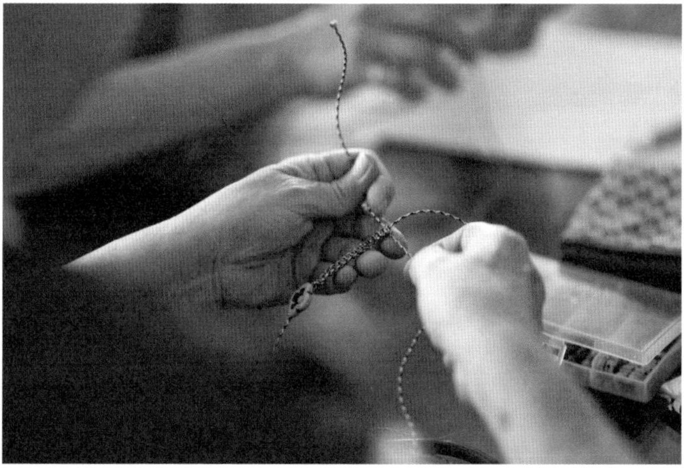

心圓故事22

前線與後勤

社會服務室主任／劉姵均

根據評鑑基準，安寧病房裡必須設置專屬志工，這和安寧療護提倡的「全人」概念有關。高醫對於志工這個制度並不陌生，早在一九八八年，我們就已經設立全院的志工制度，如今固定上工的志工人數就三百多人，要是加上不定期出現的專業志工，人數就更可觀了。他們是這個醫院不可或缺的一份子，為末期醫療療護品質的提升帶來巨大的貢獻——特別是在安寧病房內的安寧志工。

說起來，安寧病房自籌備期間就和志工息息相關，舉安寧基金來說，這個基金能夠設立，重要原因之一就是有一位院內志工繪畫，將畫作捐出舉辦義賣，特意邀請他企業界的友人購買，讓所得金額協助成立安寧療護基金。

此外，高醫院內志工眾多，分散在各單位進行服務，但病房組中大規模設置志工的只有安寧病房。安寧志工由開病房時的十人開始，慢慢擴展下來，如今已經是四、五十人的規模，足可每天分早、中、晚三班輪值，每班二至四人。若有志工願意貢獻週末時間，我們也會樂意為他安排週六、週日的志工班表。

這是一支龐大且可愛的隊伍，默默的支撐安寧醫護團隊，守護著病房中的病人與家屬。

有時他們會自己構想，提出個人創意的服務計畫，當他們興沖沖的來找我討論時，我都會說：「只要是對病人有幫助的就去做吧！醫院可以負擔經費。」志工可愛的地方是他們不但不在意時數，連自己提供給病人與家屬的材料支出，都懶得跟醫院申請，好多次就從他們自己口袋掏錢出來買材料，為病人與家屬做餅乾、茶點或手工藝品。

這群可愛的志工人數多，服務狀況更是穩定。病房十幾年下來，幾乎有一半以上都是長期服務的志工，流動率很低，不得已要暫停服務的，多半是因為家庭需要他們回去照顧家人，或者健康狀況已經不容許他們外出操勞，否則他們對於能在安寧病房服務可是很珍惜的。所以出乎大家所想像的，並不是有那麼多人對面對死亡一事有恐懼的喔！

為了讓這樣高品質的志工服務能傳承下去，社服室自一開始就以萬分的謹慎來挑選安寧志工，比起一般的院內志工有更多要求。例如在申請時，我們就會詢問他是否有親人逝世的經驗，再談談他生命中的創傷、對死亡的看法等等，也希望他能告訴我們興趣和專長，透過這些資料，我們才能找出他們適合的位置。

要當安寧志工，還要經過三個月的見習期，並由特定指派的志工訓練人員教導，或者讓熟練的志工一對一親自帶領著做事。這段期間，我最愛問的一句話是：「睡得好嗎？」用意其實很簡單，要是他睡眠不安穩，做噩夢或者難以入睡，那麼就可能不適合繼續做下去了；要是吃好睡好，精神奕奕，那就是我們尋找的好人才。

所以，合適的安寧志工要有樂觀的個性、豁達的精神，不自以為付出一定要有收穫，面對被服務對象拒絕，甚至是冷淡相向，都能越挫越勇。此外，因為療護末期病人的特性，他要願意傾聽，往往病人與家屬都已被病痛折磨得精神憔悴，連言語都要耗費大量的精神和力氣，這時志工要是有能力見微知著，傾聽出深藏在內心的期望，那就是對病人、家屬和醫護人員最大的幫助了。我們要的就是這種主動性高、配合度強、心胸開放的熱心人士。

聽起來根本是高標準要求，對吧？

所以安寧志工根本不是輕鬆的工作，對於這麼多人能這樣多年的堅持下來，我內心有深深的感激和佩服。面對這樣優秀的人才，想盡辦法也要把人留下來，我發現最好的方法不是別的，就是讓他們看見屬於自己的價值。總是這樣的，病人和家屬的感謝讓志工體會到被需要的快樂，對醫院來說，志工的存在更是無可取代的必要，畢竟專業人力有限，醫護人員沒辦法隨時去了解病人與家屬的所需。

說實話，安寧志工大軍也是我們社服室的前線人員，在病人與家屬對抗末期疾病的戰場上，他們站在第一線，每當看見弱勢者的需求，就會把消息帶回來給我們，身為醫療相關人員的我們，專業訓練與臨床經驗比較多，可連絡的管道和可取得的資源也勝過一個人的力量，那麼就由我們來做整合工作，將資源以最快和最正確的方式，放到最需要的人身上。而這一切都要仰仗志工的熱忱、經驗和觀察，這也是社會服務室做為志工管理單位的最大意義了。

我認同志工制度，也相信志工的付出不是沒有獲得的。

安寧志工就常會跟我說，他們從病人與家屬身上學習到太多人生故事，意想不到的收穫是許多人因此提早準備好面對死亡，他們總是笑笑的說自己早已簽署了不施行急救意願書或器官捐贈同意書，積極的人甚至把親友都拉進來簽署了呢！我相信就是這樣的心態，讓他們未來面對死亡這一關時，會更勇敢也更從容。

這不正是安寧療護想要達到的境地嗎？

一個好的安寧療護，必定要在一個妥善的情境中才能施行，這個情境包含兩個部分：硬體的器材設備以及代表軟體的照護團隊。只有這兩者都落實了，病人才能被善待，當病人和家屬都能被好好對待，人才有善終的可能。

所以，安寧療護團隊的價值無可比擬，之所以說是團隊，就是因為我們是一體的，我們分享相同的想法，認同一樣的理念，為實現同一個善終的目標而努力。

這裡的「我們」，指的就是高醫的安寧團隊人員，更是堅守崗位、無私奉獻的安寧志工。

心圓故事23

豁達

個案管理師／周香吟

因為擔任個案管理師之故，我被指定接手安寧病房的相關業務，這才踏入安寧病房並真正了解安寧療護的意義。我承認在此之前，雖然是隸屬外科的護理人員，可是我對安寧病房的認識僅止於在病人末期時照會他們來看看，誤以為轉入安寧病房就是放棄治療，偷偷懷疑「如果不打針不吃藥，那轉來做什麼」，甚至因為有病房願意接手我們束手無策的病人而偷偷鬆了一口氣。

所以你就可以了解，日後當我發現不少進來安寧病房的病人還是可以出院時，我有多驚訝了。

越認識安寧病房，我就越認同安寧療護，特別是在心理和靈性這兩個面向上，這兩者是外科病房無法做到的。因為工作繁重的狀況下，醫護人員光把手邊病人的緊急狀況處理好，就已經忙到喘不過氣來了，又怎麼能分心神去引導病人和家屬面對死亡與哀傷呢？

我還記得這種失落感，那時我第一次遭遇到在我看護期間病人死亡的狀況，突如其來的變化，我連驚嚇的感覺都還來不及消化，就立刻陷入搶救的局面。一陣手忙腳亂後，還是無法挽回病人性命，累慘了的醫護人員默默收拾戰場，將逝去的病人送出病房，繼續為其他的病人奮鬥。

之後還是忙到頭抬不起來的日子，可是我知道心上有一根刺在那裡，因為我腦海中還是會不經意的想起他，為什麼他走了？我是不是少做了什麼還是做錯了什麼？當他在走過死亡關卡的當下，大家都忙碌著，他獨自一人躺在那裡，能好好面對嗎？會害怕嗎？需要有人握著手嗎？

想著想著，總是感覺自己做得不夠，有一種「可以為他多做一點，卻分不出身去做」的沉重感。

這麼說起來，轉到安寧病房雖說是被指派的工作，但也算是彌補了一點過往的遺憾。

我所新接觸的這個團隊，讓我耳目一新，安寧團隊人員似乎有更緩慢的步調，以及更平

我的遺照

感謝每位用生命教導我的病人，
讓我能用更坦然的態度面對死亡。

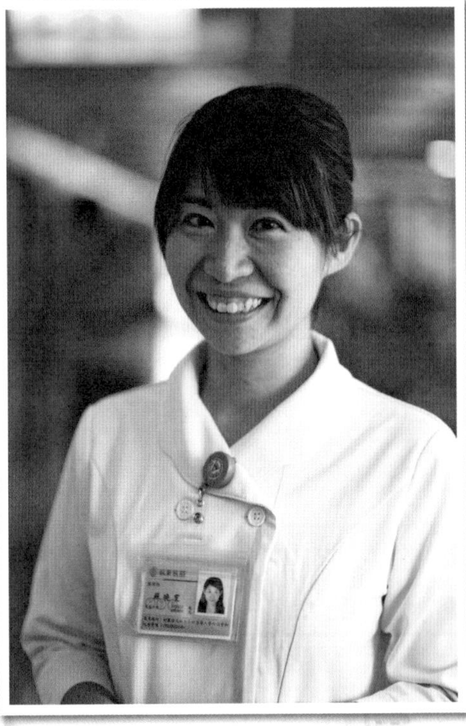

護理師的初衷

專注看著，
看著生命的起起落落，都是愛。

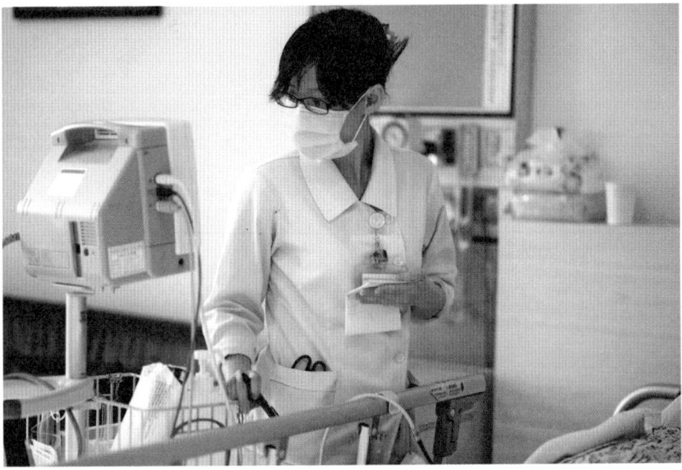

和的心情。他們願意花更多時間去好好關照一位病人，有時候光換藥就要花一個小時，看他們滿頭大汗，腰都直不起來。他們也會花更多精神去關懷病人的家屬，特別是年輕的父、母親要離世前，往往最掛念的都是他們還沒長大的孩子。

我曾見過一位三十幾歲的母親，擔心國小三年級的孩子無法面對死亡，醫護人員協同志工旁敲側擊的問他：「你知道媽媽要離開了嗎？」

小男孩點點頭。

「你知道離開是什麼意思嗎？」

「知道。」他說：「就是媽媽會到天上，去和阿彌陀佛在一起，不會再回來了。」

我們心疼的摸摸他的頭，帶他到客廳，陪他畫畫，他仔細的畫了一幅全家福，小心翼翼的拿回病房送給媽媽，我相信他媽媽可以放下憂慮了。

在這裡，醫護人員把病人的需求放在最前面，某年農曆過年前，一位老爺爺已經有嚴重的呼吸困難，但他強烈且清楚的表達想回家過年的要求，即使我們都認為這個決定很危險，但還是立刻想辦法讓他可以回家。例如，我們增加藥品的劑量，又幫家屬租借一臺製氧機回家，努力減輕病人呼吸上的困難。

他除夕當天回家後，想必有個夢想中的團圓飯，初五那天，他在家中平靜的離開了人世。「至少他回到家了。」他兒子這樣告訴我們，口氣沒有遺憾。

我相信只要能圓滿病人的願望，就能為留下來的家屬帶來最大的安慰。

這幾年來，我體會到安寧療護的精神，進來這裡所見到的人生無常，讓我們有更豁達的人生觀，也許這就是這個病房的同仁彼此間更有向心力、更願意為團隊付出的原因吧！看過生死就會懂得很多事情是不需要那樣斤斤計較的，不是嗎？

讓我們以做善事的心態，努力在安寧療護的路途上努力吧！當我們一起努力，相信一定可以到達更好的地方，那必定是個病人、家屬和醫護人員都沒有遺憾的美麗境界。

心圓故事24

回首來時路

專科護理師／劉子沄

我大學畢業後就下定決心要走安寧療護這條路了。

為什麼？你問我，我還真說不出來，那是一種篤定，一種「非做不可」的感覺。

我倒是可以跟你說說這感覺是從什麼時候開始的，那是從高雄醫學院護理系畢業那年，校方邀請醫界賢達來做一系列的畢業演講，其中就有趙可式老師。趙老師早因推廣安寧療護聞名臺灣，但我當時根本不知道她是誰，傻傻的跟著去聽，卻如醍醐灌頂，特別認同趙老師演講中提到的「以人為本的護理」觀念，演講結束後，我快快上網查趙老師的資料，才發現她是國內推廣安寧療護的重要推手。

我暗自下定決心，未來一定要走安寧這條路，無人能擋。

一九九九年畢業後，進入高雄醫學大學附設中和紀念醫院，開始護理職業生涯，那年院內要設置安寧病房的消息，還在只聞樓梯響的階段，我心中打算著，若以後要進入安寧病房為末期病人服務，一定會遇到許多不同疾病變化的病人，於是我選擇先到重症加護病房學習專業技巧，讓自己有更多的臨床經驗，心中更踏實些。在這重大疾病的戰場，開心臟、內臟，大刀、小刀，各種艱難的照護學習過程中，我歷練許多，也因此成長，讓我心存感恩。

記得剛進入職場約兩週時，單位主管曾問我：「對於照護工作有沒有問題？」

我直覺似的回答：「應該沒有。」

他看我一眼，嚴肅的說：「不是沒有問題，是妳連問題在哪裡都不知道！」

他的話像一根球棒狠狠的敲了我頭一下，我靜下心來一想，他的話雖然重卻很實在。於是我決定去找補習班，把自己當成要應考的學生，重新學習內外科、解剖學等基礎醫學課程，重新讀書。那一年的生活就是補習到晚上十點多下課，直接到醫院值大夜班，白天睡覺。很規律卻很瘋狂的生活，回想起來都不知道自己當初是怎麼熬過來的。

當時我前後自費自假參加了安寧照顧基金會舉辦的澳洲和英國安寧參訪團體，觀摩當地的安寧療護體系和機構。整團醫護人員中，只有我一人隸屬急重症體系的單位，大家都用驚訝的眼神看著我，而我就把自己當瘋子般，不管別人的看法，堅持初衷走入安寧療護迄今。在參訪過程的所見所聞，讓我更加認同安寧療護的理念。

我也陸續修完初階與進階的安寧療護課程，當時所有安寧訓練課程都在臺北，在連高鐵都沒有的年代，我的生活就是週五下班後搭飛機直飛臺北，週末上課，然後週日下課後再搭飛機回高雄。瘋狂的我，周而復始，不說累，打下了自己對安寧療護的基礎。

曾有人問我：「你為什麼不等醫院開設安寧病房了再去學呢？」

「時間不會等我。」這是我的回答。

二〇〇四年，我終於等到高醫開設安寧病房，因自己的堅持，最終單位主管同意讓我轉調安寧病房，著手開疆闢土的工作。說當時是拓荒工作，真是一點都不誇張，因為病房雖已設立，但院內大多數同仁對安寧療護的觀念不足，不了解安寧病房在做什麼，更不要說願意主動轉介病人到安寧病房了。於是我拜訪每一科別的護理長，拜託他們在科內會議上留給我一點時間宣導，當時懷孕的我帶著一個大大的肚子，推著一臺沉重的電視機，傻傻的跑遍每一科去做安寧療護宣導。

一場、兩場、三場……，只要有人願意聽，我就去講，慢慢的打開大家對安寧病房的「心防」。

回想創業維艱，篳路藍縷，還是有無限感慨。

我的安寧療護之路歷經曲折，但最終依然朝著安寧療護理念的目標前進。一路上挫折多、磨練多，但收穫也多，其中的最大獲益，就是能在安寧病房中照料自己的婆婆。

婆婆是在安寧病房中走的，讓癌症末期的她少受一點苦楚。當自己的親人成為病人，才能真正體會到家屬的感覺，我內心一直很感恩我的婆婆，這段經歷讓我切切實實體會到什麼叫做「感同身受」，幫助我日後能用更多的包容心去對待他人。每次在照護和諮詢過程中講到：「我和你們一樣都是安寧病房的家屬。」當下我都會看到病人與家屬用認真的眼神看著我，立刻放下心防說：「妳當初是如何去照護的？妳婆婆的變化怎麼樣？」這個經歷迅速拉近了我和病人、家屬之間的距離。

護理之路走到今天，柳暗花明後，百般滋味在心頭，未來如何仍不可預期，我學會了人生計畫趕不上變化，我們只有盡力過好每一天。我的每一天就是帶著更多的「包容心」去面對病人與家屬，給予更多的關懷，付出更多的時間去實現安寧療護的理念。

特別是要把家屬納入這個照護體系，自己曾是病人家屬的身分，讓我能體會到醫護人員給病人的照護時間有限，病人離開醫院之後，長時間陪伴與照顧的工作，還是要落到家屬肩上，我們怎能不給家屬多一些的指引和支持呢？這正是安寧療護教我的事，也是我堅持走安寧療護這條路的信念。

勁氣

安寧為你，
渾身是勁！

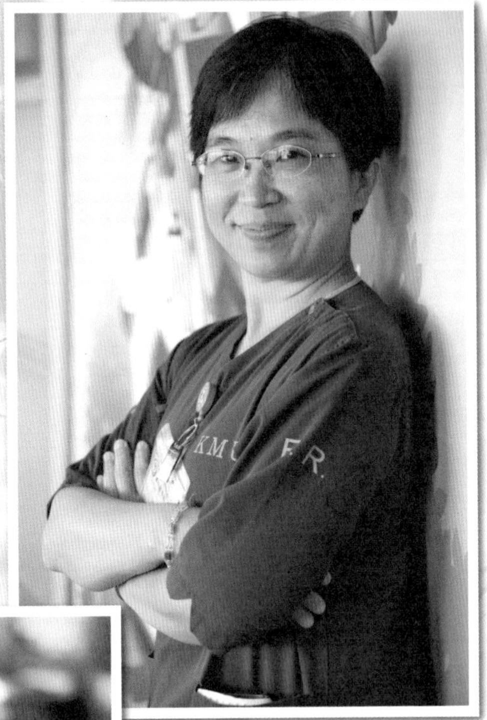

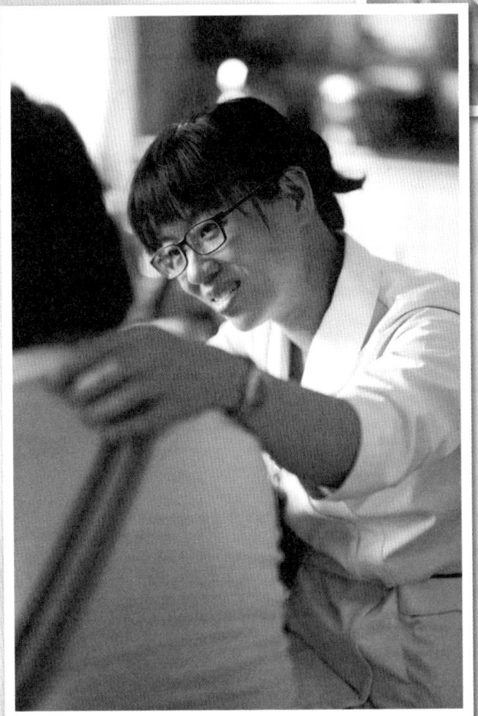

輕拍你的肩

拍拍肩膀，
撢落你一身的壓力，
是安寧共照護理師的愛。

心圓故事25

善事

安寧居家護理師／許蓮招

我是居家護理師，當末期病人症狀穩定後，可以回家居家療養，畢竟家裡還是最熟悉的環境，讓人感覺安心，於是就可以改採安寧居家療護，這時就由我們安寧團隊到家中去訪視，提供安寧療護服務，減輕個案不適症狀（緩解疼痛、呼吸喘、水腫、更換管路、調整用藥等等）。落實安寧療護所強調的「四全照顧」：全人、全家、全程、全隊。

許多時候進入病人家中，我的感覺不是去看顧病人，更像是拜訪老朋友，你會見到許多在醫院病房內看不到的溫馨人情互動，例如家屬會熱情的邀請我們坐下泡茶，一邊叨叨絮絮的告訴我們和病人的相處狀況，或者把提早準備後事時設想到的狀況提出來，找我們詢問就像找一個老朋友商量。

藉由居家訪視的過程，經常接觸每個病人有著不同的生活背景與人生際遇，甚至於會看到社會非常現實、殘酷的一面。曾經同一天訪視的病人中，一位癌末的中年阿姨，住家位在小巷弄內，且屋內空間狹小，前面客廳擺著待維修的器具、工具與其他物品，需側身通過進入病人躺臥的空間（原本是廚房），她則睡在臨時以板子加床墊搭成的矮床上，一邊是沒在使用的流理台，另一邊擺小茶几，放置需要的清潔用品、衛材與換藥敷料等，空間實在窄小，陪伴照顧的家人非常辛苦。我們曾討論過租借病床來使用，但因無法騰出空間而作罷。緊接著我們拜訪一位高齡的癌末奶奶，她與兒子住在有電梯設備的大樓，同層樓兩戶，奶奶與外傭住一戶，兒子一家人住對面一戶，照顧空間在寬廣的臥房，而這一間主臥房就比之前拜訪阿姨家一樓的空間還大。這兩者間環境差異的對比，讓人感慨萬千。

我也見過讓人佩服的病人，他是位退休教師，夫妻鶼鰈情深，退休後發現癌症上身，還是努力活得精神奕奕，每回去探視總會拿他抄寫的經文與我分享，末期時還和我討論想回家鄉北港一趟，那是他童年的所在，記憶中還有一股深深的麻油香。評估後，我認為他還是可以開車北上，於是算好藥劑份量，讓他足以進行這趟旅程。為了更安心，我還翻出地圖，列出由南往北一路上可以求援的醫療機構。

「要是有意外，你就去這些地方找救兵。」我認真的交代他。

他點點頭，幾天後打電話向我報告他一路平安，他快樂的說起此行到許多親朋好友家中拜訪，見見故人，談談過往記憶，好好道別，心滿意足的歸來。人生能活得如此灑脫，讓我著實佩服。

所以，身為安寧居家護理師的我們到病人家中訪視，就像是去看訪老朋友，照顧的是病人，也是家人，甚至會見到鄰居與親朋好友恰好來訪。他們會直接間接的問起安寧療護相關問題，我會說我們的工作就是幫助人可以善終，所以我相信從事安寧療護就是做善事。

能夠加入安寧團隊，參與安寧居家療護的任務，就如我在接觸安寧療護初期看過的文宣品上所說：「陪伴您我的家人走好回家的路」，我認為這句話對居家療護意境的描述很貼切，也是正向支持的信念。安寧居家療護協助居家個案在人生艱困期間，提供緩和照護的模式，關懷陪伴個案、家人與親友共同經歷照顧歷程，最終目的是讓個案能善終，家人與親友能無憾相安，因此，我相信從事安寧療護就是做善事。

心圓故事26

吃苦

專科護理師／謝慧雅

大家都叫我們是白衣天使，但真實狀況是我們即使身穿白衣，也只能是苦命的天使。苦在哪裡？

首先是時間怎麼樣都不夠用，這一點是所有護理人員共同面對的問題。還記得調來安寧病房前，我隸屬外科，那時候工作負荷繁重，上大夜班須提早兩個小時到醫院報到。記得有一次到醫院時，上一班的護理師一看到我居然哭了出來，因為忙不過來，她正被多方追著要去接病人到病房，手邊還有已經轉入的病人要照顧。我後來轉入安寧病房，原以為安寧病房的護病比要比一般病房好很多，但等到我真正開始工作，才驚覺安寧團隊仍是被工作追著跑，提早報到是常態，準時下班是奢求。

為什麼人手多了，問題還是沒解決呢？讓我舉幫病人洗澡的例子給你聽吧！

安寧病房配備洗澡機，方便幫重症病人沐浴，維持身體清潔，是有助減輕人力負擔的設施。有一天我測了一個病人洗澡的所需時間，發現從準備工作開始到將洗好澡的病人身體擦拭妥當，過程最快也要四十五分鐘。光是幫兩位病人洗澡就要耗掉一個半小時，占每天八小時班的五分之一了。有些病人的狀況不適合泡澡，只能在床上擦澡，這樣的狀況也不會比較快，因為末期病人常帶有不好照料的傷口，或者肢體僵硬、行動遲緩，擦澡就變成一個緩慢耗時且需要耐心的過程。

光是洗澡就得花這麼多時間，你就可以推估其他工作的情況了。

所以也許我們符合評鑑要求的人力配置，但安寧療護所要求的標準也高，加上事項瑣碎繁雜，包括我們會觀察病人是否做了口腔清潔？他的進食狀況和消化狀況又如何？安寧教育讓我們想做得更多、更廣也更細緻，難怪對安寧療護人員來說，時間總是不夠，上班時忙得團團轉，還要壓縮到家庭時間。能夠留下來的人，都是仰賴家庭其他成員的支持，例如有長輩幫忙照顧小孩、先生分擔家事安排等，才可以繼續在病房中堅守安寧療護的理念。

被時間追著跑，是看得見的壓力，另外一種情緒上的壓力則是看不見的苦。

生死教育也許讓這裡的醫護人員較為豁達，但這不代表我們就沒有情緒，我們也會因為病人與家屬的反應而情緒波動。曾有一個感情深厚的家庭，轉入時都簽署了不施行急救同意書，但等到大限關卡來臨那一刻，做兒子的怎麼也沒辦法放手讓父親走，於是不顧醫護人員的勸阻，他失神般的自己跳上床去為父親進行CPR。

一旁的醫護人員勸阻無效，都哭紅了眼，是為老先生已經去世卻還要受肉體之苦而不捨，同時也體會到為人子女無法面對至親離世時的痛苦。這樣的情緒波動是我們無可逃避的，卻又很難對外人言。偏偏很多時候沒有前例可循，只能在短時間內臨場應變，是個靠自己見招拆招來伺機應對的課題。

我就曾遭遇過永生難忘的棘手狀況。

兒童加護病房照會我們去協助一個小女孩的媽媽，希望她能體認到轉入安寧病房的時間已到，接受安寧療護是對小妹妹最好的選擇。

「這個媽媽不是這麼好溝通的人喔！」他們警告我。

我先跑去跟小女孩的父親談，仔細解釋後，他可以接受安寧療護的想法，「只是孩子的媽要是拒絕的話，我也沒辦法。」他聳聳肩。

一次又一次，我聽見別人警告我這個母親是個固執的人，搞得我還沒見上一面就如臨大敵般緊張起來。更麻煩的是，在我進去見她之前，原科護理人員塞了張不施行急救同意書到我手上。

「說好說歹她都不簽啦！」他們抱怨著。

我硬著頭皮進去，母親果然如傳言中的明顯防備著我，她像母獅子般的守在小女孩身邊，對周遭的一切都懷抱敵意。

一看到這樣明顯的排斥感，我心中嘆口氣，心想，總不能兩個人都防備對方吧，那要怎麼談下去啊？

「算了，要罵就讓你罵吧！」我默默在心中這樣想，把自己的武裝放下，走上前去問她：「妳好，妳知道我是誰嗎？」

她瞪我一眼：「我當然知道妳是誰，這裡的護理師有跟我說過，妳要做什麼？」

我看她這樣直接，乾脆把話攤開來說：「好，那我們直接切入主題好嗎？」

我把不施行急救同意書放在桌面上，她立刻怒氣沖沖起來，大聲的說：「我要怎麼簽？這是什麼意思我都不懂，我要怎麼簽？我怎麼知道簽下去了會不會對我的小孩怎麼樣？要是

愛的手模

每次，
為病人與家屬留下手模，
彷彿愛，
就能化作永恆的存在。

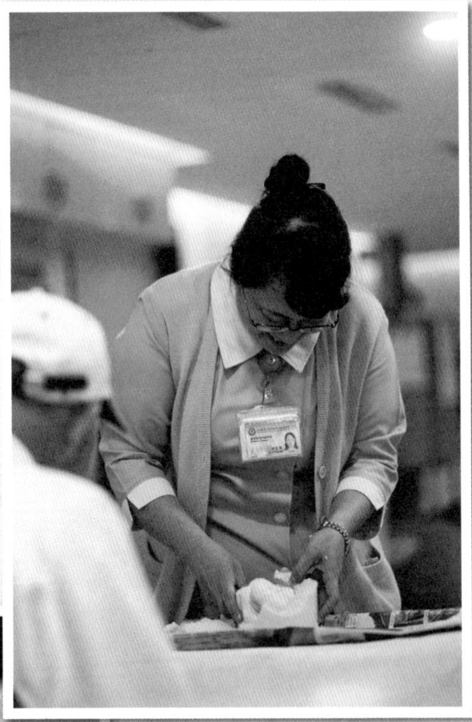

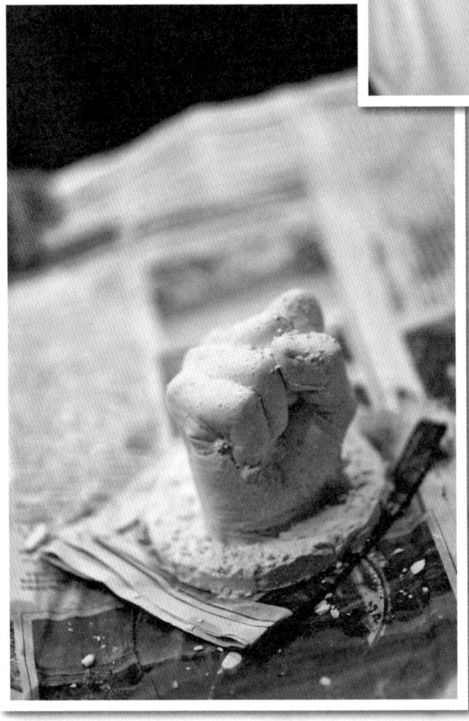

愛的手模

手模紀念品之一隅。

對她不好怎麼辦？我怎麼簽得下去！」

我說：「那我們一個名詞一個名詞看，妳哪裡不懂，指給我看，我解釋給妳聽。」

她指著第一條：「『不做氣管內插管』是什麼意思？」

我解釋：「氣管內插管是把像我手指這樣的管子插到妹妹的嘴巴，然後……」

「好了，你不用說了！」她打斷我，把筆拿起來，迅速的簽好名字。

我看得呆了，再一想，懂了。如果媽媽連第一項都不捨得讓孩子承受，下面幾項就根本不需要問。

「我知道你們都說我很難搞。」媽媽這樣說著，我還不知道要怎麼回答，她就問我：「接下來呢？」

我說：「我們可不可以找個地方，好好坐下來談談？」

「好啊！」她有點賭氣似的說：「看妳要談什麼。」

我們轉到病房旁的討論室，一坐下媽媽就說：「你們覺得我很難搞，我知道那是因為我問了很多『為什麼』。我會問那麼多，就是因為當爸爸的都不問『為什麼』！」

我立刻抓住機會，說：「那妳就問我『為什麼』好了，妳想問什麼嗎？」

我繃緊精神，準備幫她解答醫療專業上的疑惑，沒想到她靜默了一會兒，提出的第一個問題卻出乎我意料：「為什麼不能把小朋友帶回家？」

我愣了一下，立刻想起地方上是有把小孩去世看成夭折的習俗，因此民俗上禁止讓小孩在家中離世。

「有個說法是這樣沒錯，」我回答她：「我也不知道為什麼，但是如果妳想把小朋友帶回家，小朋友也想回家去，我想妳就去做就好，不需要管為什麼了。」

這樣的話題似乎打開了她的心房，她繼續問我：「為什麼我一定要把小朋友轉到安寧病房？」

「我只有在實習時照顧過小孩，」我先跟她坦白，然後說：「但是在我們那裡的團隊成員中，有好幾個是有資深兒科背景的人員，她們許多人都有小孩，有像妹妹這樣大的，最小的才幾個月。我沒辦法告訴妳什麼才是最好的地方，但是我們的同仁都很愛孩子，我相信她們會好好照顧妳的小朋友。」

「轉過去安寧病房，對小朋友有什麼好處？」

「也許兒童加護病房這裡有比較多的專業照顧，但是安寧病房可以讓小朋友比較舒服。」我很誠懇的說：「我沒結婚，沒有小孩，沒什麼說服力，但我知道過去安寧病房對妳可能會是好的，有一天妳可能會這樣覺得。」

我不知道是哪一點打動了她，總之她同意了。

我立刻回到安寧病房著手安排，把小朋友和父母需要特別照顧的狀況說明給同仁聽，大家一聽都繃緊神經，快快忙碌起來。主治醫師聽我講得嚴重，還特別到加護病房，親自把小朋友接到安寧病房來。等到這家人一入住，由科內醫護同仁接手後續照護，我反倒拉遠了距離，讓自己在外面著忙碌，接觸一個又一個的新病人，只是側面聽聞媽媽和小妹妹的進展。

一段日子後，同仁告訴我小妹妹去世了。

再過一段時日，我們的宗教師，同時也是為佛教的法師，跑來問我是否還記得小女孩和她媽媽。

「當然記得，怎麼了嗎？」

宗教師提起日前的宗教節日中，她去佛寺裡進行法會活動，意外見到這位母親，當天母親到寺廟中為小妹妹做法事。她主動來跟宗教師打招呼，並請她代為問候安寧療護團隊，感謝大家對小妹妹的照顧。她並請宗教師帶句話給我：「當初妳說的話，我現在終於知道了。」

這段記憶讓我感慨萬千，我很慶幸能得到母親的這句話，但同時也讓我回想起來，自己當時為什麼會以忙碌來迴避和這家人有進一步的互動。

是因為「承諾」吧！我想。因為我總是相信，既然答應了就要做到。

當初我跟她說轉過來會比較好，我就深怕會達不到他們的期望。這是一種難以言喻的心理，但安寧團隊人員一定都曾承受著，只是程度多寡而已。也許我們不像其他科別的人員，必承受著要讓病人身體好起來的期望，但安寧團隊也有我們所需背負著的深沉期望，因為病人和家屬都期望可以在最後這段日子過得好一點，這個「好」也許不是指更健康，但一定包括更舒服、更舒心。想一想，這是很難達到的標準啊！特別還是在肉體狀況持續崩解、退化的前提之下。

所以，安寧團隊特別重視對家屬的照護，即使他們不是掛號的病人，不是病歷上註明的受照護對象。

我們都明白，我們要照顧的不只是一個病人，而是一個家庭。家庭內每個成員都可能會影響到病人，對於他的心情和生理反應會有巨大的影響力，所以我們的關注範圍變大了，心理上的負擔更廣了，當病人或家屬不滿意我們的努力，我們就會感受到近乎自責的挫折感，懷疑自己讓人失望了。

如此這般筆墨難以描述的心情啊！

多少安寧醫護同仁把苦默默的吞下去，同仁間互相支援，在狀況不好時為彼此補位。我們不是天使，但我們會努力以天使的心來把吃苦當作吃補，所求不過是讓在團隊照顧下的病人與家屬都能享有安寧。

希望我們的努力，就像黑暗中的小小火苗，能照亮角落、帶來溫暖，也能被看見，被更加珍惜。

心圓故事27

狗醫師

狗醫師的主人／柯香君

我的狗寶貝叫黑嚕嚕，牠是我收養的第一隻狗狗，毛髮蓬鬆得像一隻黑色玩具狗，可愛極了。

黑嚕嚕是心圓病房的志工，大家都叫牠「狗醫師」。

要當上狗醫師可不容易唷！

首先，狗主人要自費送狗寶貝去上培訓課程，由初階、中階到高階課程，主要是培養社會化的程度，幫助狗狗有規矩、個性穩定、善於與人相處和互動。幾個月的課程上完後，可以參加由狗醫師協會舉辦的考試來驗收成果，考試通過不代表就是狗醫師了，還要經過見習和實習的階段，經由有經驗的狗醫師訓練者考核後，確認狗狗真的很優秀，才會正式取得狗醫師的資格，協會發給狗狗和主人各一件志工背心，是狗醫師出勤時的制服。

以醫院來說，一般寵物是不准進入的，唯一的特殊許可就是導盲犬和狗醫師。我家的黑嚕嚕就是肩負重任的狗醫師。牠不僅是安寧病房的志工，也到老人院、護理之家等陪伴銀髮族長輩，更進入校園陪伴受特殊教育的小朋友，總是帶給人們許多溫暖和歡樂。

讓黑嚕嚕到心圓病房值班之前，我是有心理障礙的，當時看到醫院透過狗醫師協會尋找願意去值班的志願者，我猶豫了一下，畢竟黑嚕嚕出勤就代表我也要去，而坦白說，我在面對安寧病房上是有心理壓力的，不是怕見到病痛或者傷口，而是知道人生無常，在安寧病房中更是如此，生命轉瞬即逝，可能這星期去拜訪的病人，下星期再去時已經不在了。這種生命快速逝去會帶給我失落的情緒，我怕自己無法面對。

但看到黑嚕嚕的可愛，加上其他狗醫師主人的鼓勵，我帶著黑嚕嚕踏入心圓病房，沒想到一開始服務就大大改變了我的觀念。原來，狗狗可以為病房帶來這麼多的歡樂，狗醫師所能提供的功能是這樣重要啊！我以為服務的對象是病人，卻發現家屬及醫護人員也熱烈期待狗醫師的到來，他們甚至會比病人更開心的跑過來摸摸抱抱，在玩耍和拍照的過程，大家的腦海都被黑嚕嚕可愛的模樣佔滿了，也許只是短短的十分鐘，但那短時間內是他們可以忘記

狗醫師

狗醫師為病房帶來歡樂，
大家都被療癒了。

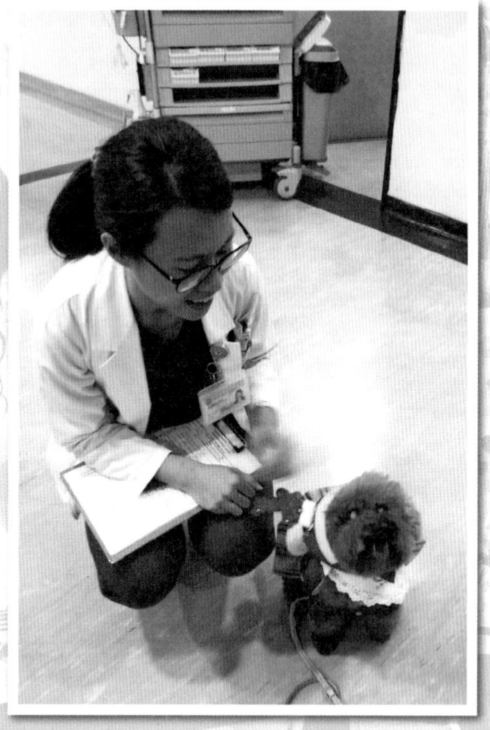

聲音裊裊

音樂的加入讓病房有了溫度，
病人與團隊身心也獲得滋養。

（攝影：高醫安寧團隊 提供）

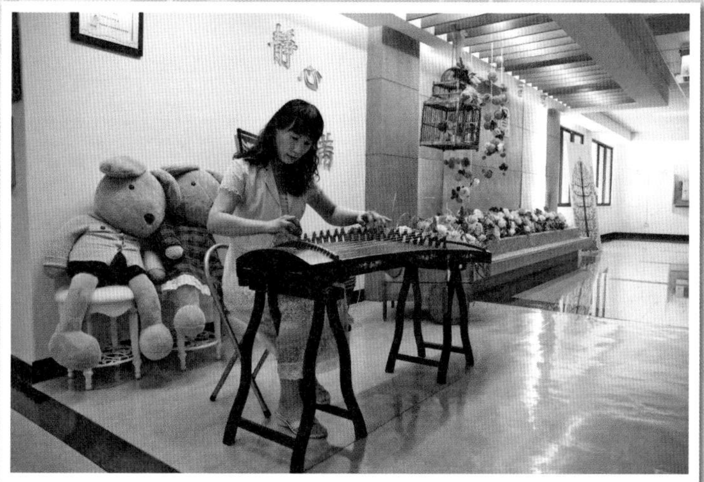

病痛的時刻。再怎麼憂鬱的人，看到小狗狗邁著短短的腿跑來，衝著你搖尾巴和撒嬌，還是會不由自主的露出笑容。

「我們也被療癒了。」醫護人員會這樣開玩笑的跟我說。

我最感動的經驗，發生在一位小腦症病人的病房中，看得出來在生病前，病人就是一個愛狗人士，所以當知道有狗醫師要來，他的家屬特別叮嚀一定要來拜訪他的病房。我帶著黑嚕嚕去看他，把狗狗抱到他身邊，「牠叫『黑嚕嚕』，你要不要說說看？」我們這樣引導他。

此時的他因小腦病變，呈現嚴重的功能退化，包括思考和語言功能都很不好了，但一看到狗醫師在身邊，他竟能努力的伸手想去摸狗狗，很努力的跟著我們喊狗狗的名字：「黑嚕嚕。」讓大家都好開心。

接著我把訓練課程中教導狗醫師的小把戲拿出來，指揮黑嚕嚕做出翻滾、握手等表演，此時目不轉睛盯著狗狗看的病人，竟然給了我們更大的驚喜，他很緩慢但很清楚的一個字、一個字努力發聲：「牠⋯都⋯聽⋯得⋯懂⋯」

連家屬和醫護人員都沒料到他居然自己願意講話，並且能講出這樣長的句子，原本精神萎靡的病人，在狗醫師的到來時，恢復了不少生氣。

正是因為看到這樣的場景，讓我帶著黑嚕嚕一次次回到安寧病房值班。在病房舉辦聖誕餐會時，我甚至讓黑嚕嚕穿上聖誕老人的紅衣服，戴上麋鹿的角，當天牠是最可愛的來賓，大家都想和牠拍照。

當一個狗醫師並不容易，先不說辛苦拿到證照後，還需要每年考核一次，證照年年需要更新，一般服務時間，要狗狗主動去接觸那麼多人，很多時候還是第一次見面的陌生人，即使經過訓練，對牠們來說還是很有心理壓力的。更不要說服務過程中要跑要跳，要陪著做許多活動，所以我觀察到黑嚕嚕每次出勤服務完後，往往在回家車程上就呼呼大睡，看起來是累壞了。看到牠的努力總是讓我心疼，我這個做狗媽媽的就會多給牠點心吃，或者帶牠去散散步，放鬆一下。

「我知道你很辛苦，但我們要努力喔！」我會這樣對牠說：「因為在狗醫師服務的過程中，不但可以帶出大家的笑容，還可以讓更多人藉由接觸來認識狗狗，甚至喜歡上狗狗。」

如果有更多喜愛狗狗的人，我們就可以讓更多人願意領養狗狗，那麼流浪的狗狗就可以找到溫暖的家。

所以，為了笑容和關愛，黑嚕嚕和我會繼續穿著狗醫師的制服出勤啦！

心圓故事28

生前同樂會

臨床心理師／商沛宇

我怎麼也沒想到會成為安寧病房的臨床心理師。坦白說，我畏懼死亡又怕鬼。二十幾年的生命可稱得上順遂，沒歷經過什麼大風大浪。但即使如此，我也曾懷疑過生命的意義，充滿怨懟，不懂珍惜。

給我改變的，是在臺大醫院緩和醫療病房實習的那半年。一開始我對安寧療護的觀念很粗淺，只有大學通識課中最基本的一點認識，即使我的專業是協助病人面對諸如課業、工作、疾病等壓力，但對於如何面對迎向生命終點的壓力，我還是一無所知。於是在踏入安寧療護領域的最初六個月，我總是有相當大的挫折感，甚至對自己的專業能力產生懷疑。

「我們難道只是穿著白袍的志工嗎？」我曾這樣對同學說：「陪病人和家屬說話、畫畫、做小遊戲，這些都是志工或一般人就可以做的啊！」

懷抱著沮喪與無助的心情，在一次與老師及前輩們的團體督導中，我忍不住說出疑惑：「我不知道我在這裡對病人有什麼幫助？」

當天來自柳營奇美醫院的林維君臨床心理師，對我說了一個我永遠不會忘記的比喻：「末期病人就像是要搭飛機離開這裡，前往一個未知的地方，妳是在他上飛機前和他在候機室坐下來說說話、陪伴他的人。」

聽完這段話，好像有什麼東西把我的心撞開了，眼淚再也控制不住的流下來。也許就是這樣吧！在人生最後這段旅程的等待時刻，多少不安與艱困，但總有人手牽手一同面對，這必然是一種價值。

我恍然明白陪伴的重要，也開始懂得多年心理學的教育與累積，讓我可以用更專業的方法，幫助病人說出心中的不安。曾有剛入住病房的病人拒絕吃藥，一開始團隊認為她是個「不配合」的病人，但我更想了解的是「不配合」背後的原因，因此我在住院醫師巡房時一同前往探視。一番寒暄後，我詢問病人：「不希望服用這個藥物，是不是有什麼樣的擔心？」

病人聽了眼淚便撲簌簌的落下，她委屈的對我說：「我吃了這個藥之後頭真的很痛，我真的不是不配合。」

一旁的住院醫師聽了我們的對話，立刻幫病人更改了藥物，從此便沒再聽到她有任何「不配合」的狀況了。

給我更深印象的病人，是一位二十幾歲的年輕女孩，她的病程變化極快，從病症出現確診後到轉入安寧病房，只有短短幾個月的時間。也許因為年齡相仿，讓我對她多存了一份關心，但她父母對她頗為保護，「讓她休息，不要打擾她。」她的父親說。有一天我意外發現她的父母親一起離開醫院，回家處理其他事情，病房內只留下一位她同學陪伴她，我便趕快抓緊機會進去探視。

我先詢問她的意願，確認她雖體力虛弱但還是願意談，我就坐下來開啟對話。三個年齡相近的女生，自然從身邊的事物聊起，隨意輕鬆的說到減肥、音樂等話題。她說起她對宗教的虔誠，以及在印度當志工的經驗，一改她在父母前只是乖巧女孩的印象，我發現她有這樣活潑開朗的一面，於是慢慢引導談話方向轉到人生這個議題：「妳有什麼遺憾嗎？」

她想了想，搖搖頭，說自己想做的都做了，其實覺得人生挺圓滿的。

「那妳有想對誰說什麼話嗎？」我再問，並提到曾有病人寫卡片給家人的例子。

這引起了她的興趣，但她太過虛弱無法寫那麼多字，也不想透過錄影的方式傳達心意：「我想親自告訴我的朋友們。」

這話一出，我和她朋友的眼睛都亮了起來，立刻決定為她辦個生前同樂會。由於考慮到她的身體狀況，因此時間要快，而且要盡可能依據她的想法舉辦。於是我們即刻著手進行，告知她的父母並協助聯繫親朋好友，她的好友們得知訊息後，也以飛快的速度組成群組，每天都到病房內和她討論進行方式。即使因體力關係讓討論時間都很短暫，但每回朋友出現時，都是愉快熱鬧的氣氛。

就這樣，一個專屬於她的生前同樂會，在一星期內於安寧病房辦了起來，近五十位親友出席，大家將過往的照片和貼心的話語，組成影像於同樂會上在她面前播放，大家一同唱了她親自挑選的詩歌，回憶過往相處的種種。幾天後，她沒有遺憾安詳的離開這個世界。

「能在她生前舉辦這個聚會，顯得更有意義。」她父親說。

她母親也說透過影音和照片，看見她心中那個粗線條女兒的另一面，發現原來她在生活中照顧了這麼多的好朋友：「感覺就像是重新認識她一樣。」

能有這樣的圓滿結果，當然不是我一個人的力量，更是倚靠安寧團隊所有成員的努力。

在這裡，死亡並不遙遠，但也因此成為一個可以輕鬆談論的話題。曾經我害怕自己太過年輕，缺乏生命歷練，會影響我在安寧心理照顧上的表現，但轉念一想，我的年紀也許無法讓我有為人指點迷津的高度，卻可以讓我以謙卑學習的態度親近人群。

我開始懂得，做為一位臨床心理師，可以一步一步用最適合的步調，陪著病人談論疾病或死亡帶給他的壓力，「你所害怕的是什麼呢？是怕離開家人？是怕最後時刻身體會痛？還是怕到另外一個世界？」

也可以在家屬訴說因工作與照顧兩頭燒的疲倦時，安靜聽完後問：「可以感覺到您這一路走來真的非常辛苦，那，是什麼支持著您走到現在呢？」往往大家就會想起初衷，重新擁有力量。

當然這一切也影響了我，這幾年來我和家人更親近了，因為見過了生命的短暫，意外太多，我們唯一能做的，就是盡可能把握當下去做想做的事。於是我特意創造與家人近距離相處的機會，積極規畫每年至少有一次全家人出國旅行，透過自助旅行的朝暮相處、寢食與共，我的家庭更為親密，而我也不再追問生命的意義。也許在內心深處，我還是懷抱那麼一點對死亡與鬼魂的恐懼，但這都沒有關係，因為現在的我已經有努力活好每一天的勇氣了。

盼

期待讓心靈受傷的人，
得到屬於他們的關愛。

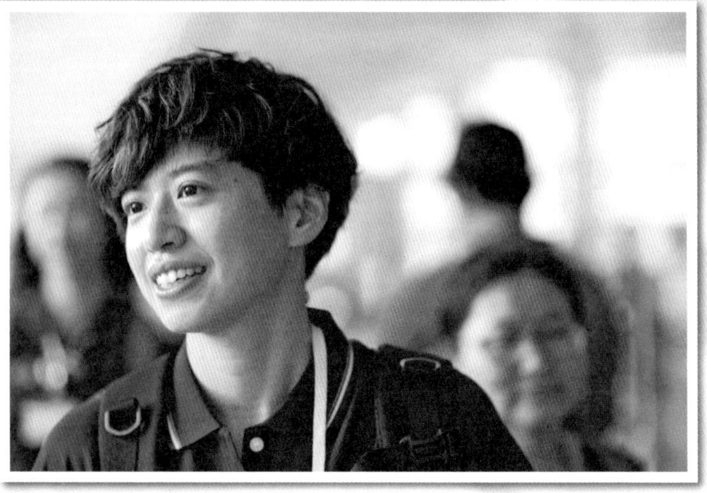

無盡的學習

從工作中學習，
從安寧療護發揮大愛！

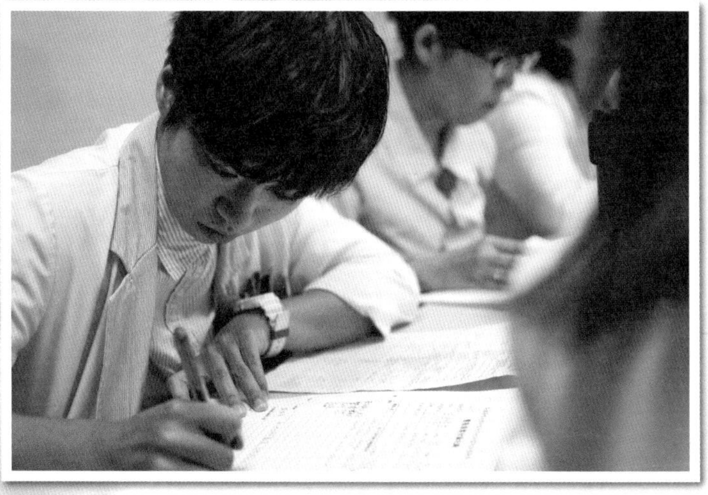

心圓故事29

尊嚴

護理師／蔡珮瑱

來到安寧病房之前，我照顧許多腫瘤病人，見過許多歷經一次又一次化療後精疲力竭的病人，以及一路共同受折磨的家屬。

最讓我印象深刻的是一位二十幾歲的年輕病人，皮膚白皙，容貌姣好，但下咽癌進展快速，好幾次化療讓身體受盡磨難。有回我要協助她放鼻胃管時，咽喉部位因腫瘤進展已無法插管，病人肉體與心靈承受無比疼痛，讓照顧她的姊姊淚流滿面。姊姊素來是俐落強悍的女強人形象，此時卻痛苦無力只能蹲在病床邊，攀著床緣，無助呼喊著妹妹的名字。

當下家屬知道病人已經走到肉體的極限，於是與醫療團隊討論轉介安寧療護。安寧共照師來到腫瘤病房，她教導我們如何進行後續相關的照護，如何幫助病人更舒服、減少痛苦，也貼心提醒我們，病人離世時幫她換上她喜愛的黑白相間洋裝。不久後，病人在睡夢中安詳的離開人世，過程中深愛著她的家人都陪伴在旁。

經歷幾段因接受安寧療護而得到善終的病人，讓我開始對安寧療護有了認同，體會到當生命盡頭到來，這可以是更有尊嚴的一條道路，對病人與家屬來說都能有更好的結果。既然有了嚮往，我就知道光仰賴安寧共照師是不行的，自己多少要有點能力，知道如何判讀生命末期的徵象，以及如何為病人提供更好的照護。於是我開始報名參加安寧療護相關課程，幾年後更轉入安寧病房，正式成為其中的一員。

踏進這個領域後的發現之一，是體會到「溝通」的重要性，在這裡我們非常重視與病人和家屬的溝通，開家庭會議的時間多之外，更要把握時機促進病人與家屬間的相互交流。

有一位三十幾歲的原住民女性，乳癌確診後歷經好幾次的化療，可惜病情還是急轉直下，於是她主動選擇轉來安寧病房。

那天我進入病房，一邊為她換藥，一邊和她與照顧她的姊妹們聊天，聊著聊著發現幾天後就是她的生日，很自然的話題就帶到有什麼生日願望，我發現素來活潑開朗的她，情緒忽然低落下來，慢慢說起因她選擇不再進行化療，改住安寧病房，導致父親對她頗不諒解，氣憤她不願意再拚一下。

「我相信爸爸是捨不得妳，」我安慰她：「妳不要責怪他。」

「我不是怪他，」她說：「只是讓他這樣生氣，我有罪惡感。想對他說的話，我又說不出口。」

「溝通很重要喔！」我立刻這樣建議：「說不出口，用寫的也可以啊！」

當下我決定要為她買卡片，相信比起單調的白紙，充滿美麗色彩的卡片會讓寫的人和收到的人都心情好起來，因此隔天我特地在上班前先到書局買卡片，把上頭有個美麗的生日蛋糕圖樣的豪華版昂貴大卡片私下給病人的姊妹，讓她們傳遞給親朋好友寫下祝福，又準備了給病人的小卡片：「妳用這個把想跟爸爸說的話寫下來給他吧！」

幾天後，她的家人來到病房中為她過生日，大張卡片上滿滿的祝福讓她又驚又喜，我想她的心意也透過文字傳達給父親了，因為那天父親也來到病房一同切蛋糕，雖然之後偶而還是會抱怨一、兩句，但父女間的緊繃情緒已經明顯緩和下來。

過沒幾天，這位年輕的病人離開人世，但我相信在她走之前已經少了遺憾，畢竟父親已經接受了她的決定，給予她做生命最終選擇的尊重。

當我們走到生命盡頭，好日子不多，每一份尊重與包容對病人來說都非常珍貴。

另一個故事更可以體現出「尊重病人意願」的重要性。這位病人是三十幾歲的口腔癌男性，讓我印象深刻的，是他和兄弟三人之間感情的緊密，他哥哥盡心盡力在病房中貼身照顧，弟弟是跑遠洋的船員，受限於工作讓他不得不上船，即使大家心裡有數，這趟要出去，恐怕現在是最後一面了。做弟弟的在離開前，組裝了大型的鋼彈模型放在床頭：「把這個當作我，在這裡一直陪著你。」

這名病人走到最後階段時，他哥哥詢問我們：「我弟弟說很想吃麥當勞、喝可樂，可以嗎？」

若在一般病房，這樣的要求很有可能會被拒絕，但當時我們評估後同意了，並在哥哥把餐點買回來後，協助病人進食。病人吃到漢堡、喝進可樂時，露出了心滿意足的表情。

幾天後，這名病人離開了我們，恰巧那時他哥哥在醫院外，我打電話通知時，特意把語氣放緩：「你慢慢來，不要緊張，我再告訴你要帶哪些東西過來，你不要趕。」

我了解家屬在聽到往生消息時，總會六神無主，我不希望他因慌亂反而導致車禍意外。

後來我收到他哥哥寄來的卡片，他特別謝謝我們讓他弟弟在離開前還有機會享受喜愛的食物，也提到在收到噩耗當下，我對他說的那句「慢慢來」，又給了他清楚的指示，讓心亂如麻的他多了幾分安心。

就是這樣，我們這群在安寧病房內的醫護團隊，以尊重病人與家屬的心，陪大家走最後這段路，也希望我們的心意換得了家屬的尊重，讓我們能全心全意提供更好的安寧療護。

心圓故事30

讓我照顧你

護理師／林佳鈴

來到高醫前，我曾跟著臺中周希誠醫師的門診，在每天協助看診的過程中，聽到素來熱心推動安寧療護的周醫師對病人談到相關理念，多少學到了一些。但要真有認同，是後來轉到臺北榮民總醫院玉里分院才開始的。

在花蓮玉里，我所照顧的榮民伯伯總是讓我心疼，他們多因戰爭關係而少小離家，孤身一人來到臺灣，東飄西蕩到了人生晚年沒有親屬在旁，陪伴他們的只有一身病痛。但我能做的卻是那麼少，例如：在被問起名字時，我會故意看那位伯伯姓什麼，就跟著他姓什麼，透過一點小小的善意謊言，讓他感覺有個親人在身旁。

除此之外，我是很無力的，因為看見高齡榮民們承受多重疾病，晚上因疼痛而呻吟、哀嚎、輾轉難眠，我卻連什麼是末期徵兆和如何療護都無法判斷。

「我還可以幫他們多做點什麼呢？」懷抱著這樣的想法，我開始北上接受專業安寧課程的訓練，開啟了我對另一條醫療照護之路的不同想像，印象深刻的包括講師提到的：「安寧療護不是不積極，我們只是不積極去急救，但我們很積極在處理症狀。」

我越來越發現安寧病房和一般病房的不同，除了避免無效醫療的信念外，以更理想的護病比為支持力量，讓我們可以為病人與家屬多做一點事情。我回想起過去曾在內科病房的可怕經驗，當一位護理師需要負責三十位病人時，我曾忙到只能做事、無法解說，可能打完針後連棉被都忘了蓋回去，要是病人癱瘓又剛巧身邊沒有家屬照顧，就可能要挨凍到下次打針時刻，才有被發現的可能。

但安寧療護鼓勵我們用更細膩與柔軟的心態與病人和家屬相處。有一回我照顧一位中年女性病人，起初我不知道她因為插了鼻胃管，自覺外觀變醜而排斥照鏡子，甚至因此情緒日漸低落，我只覺得她的頭髮多日不洗，開始油膩糾結且產生異味，我勸她洗頭，卻被她一口氣拒絕了。

但我不放棄，想了想她平日愛穿有蕾絲的衣物，於是我把自己那條有蕾絲的髮帶翻出

喜悅的力量

即使安寧的工作是忙碌，
發現喜樂，轉換心情，才能再帶來能量。

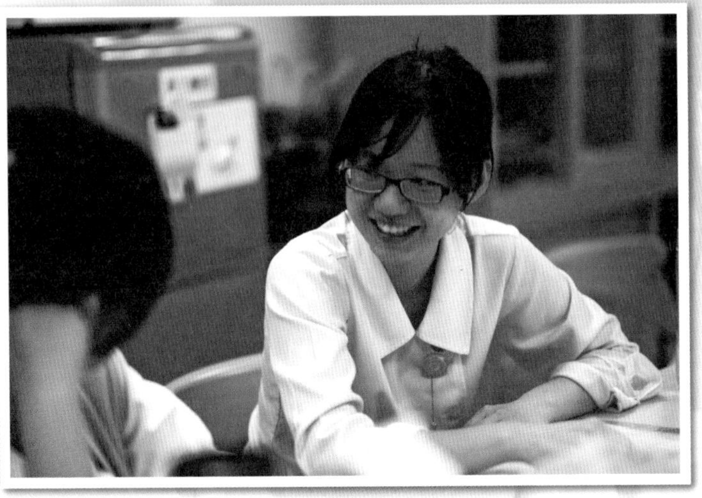

陪伴

和病人近距離的接觸，
擁有最真實的情感交流。

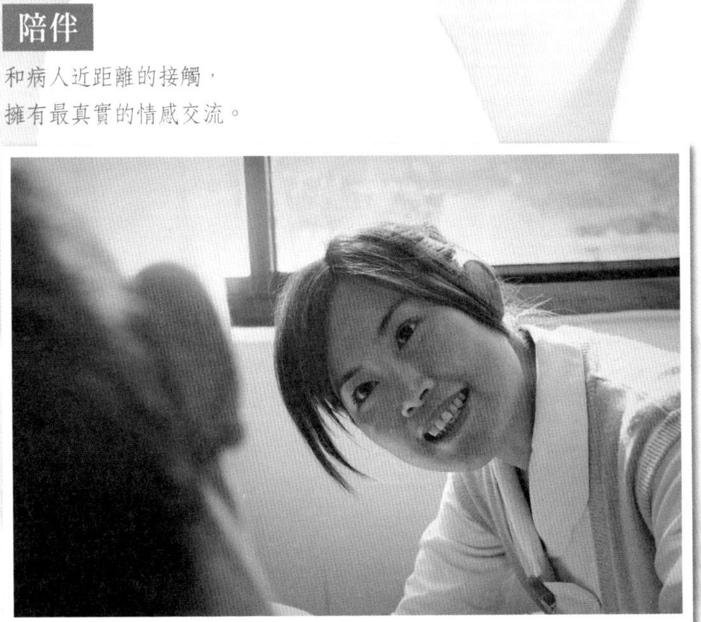

來：「阿姨，這條漂亮吧？我們來綁頭髮，但在綁之前要洗頭，綁起來才會好看。」

連哄帶騙，加上我自告奮勇說要親自幫她洗，終於讓她答應了。洗完後，我特別將髮髻綁得稍微偏一點，然後仔細調整鼻胃管位置，讓她在照鏡子時可以看見側邊的髮髻，卻避掉鼻胃管。她很開心，我在隔天收到病人妹妹提來的一盒餅乾：「我姊姊特別交代要給妳的喔！謝謝妳！」

當然也有不願意接受照顧的病人，曾有位三十幾歲的男性病人，也許因著男性的自尊心，或者只是不想被視為無能力的人，因此他相當排斥護理人員的照顧，即使走路腳步不穩，還是很堅持要自己走出病房倒水、拿東西，只要我們一靠近或勸說就大聲斥罵。

有一晚碰上我值夜班，他又拖著步子走出病房倒水，我在他背後遠遠跟著，一路聽他罵回病房，沒想到來到下半夜，他發生了喘不過氣的狀況，我在緊急協助後，忍不住用很嚴肅的語氣對虛弱躺在床上的他說：「我知道你有你的堅持，我知道你想和一般人一樣什麼都自己來，但現在你的身體就是不行。過去我因為擔心你，口氣可能有不好的地方，我跟你道歉，但我希望你可以放下堅持，讓我來照顧你。」

我們對望良久，他默默流下了眼淚，那天清晨，他走了。

說起來，轉入安寧病房的病人與家屬都已經飽受折磨，身心早已千瘡百孔、傷痕累累，在應對上需要醫護人員付出更大的耐性和更緩慢的步調，帶給我的挫折自然也不少，讓我不免有想打退堂鼓的時刻。

但就在灰心喪氣想著自己是不是該離開的那幾天，我負責照顧一位男性病人，那天我幫他擦澡，仔細擦完後，我走到床頭用雙手捧住他的臉龐說：「擦好了，您已經舒服囉！」

他張開眼睛和我對看一下，舒了一口氣，就在那一秒離開人世。當下我和站在一旁的家屬都嚇到了，病人的妻子與女兒們衝上來抱著剛離世的親人哭泣，我在驚嚇之餘還是保有護理師的本能，立刻著手後續相關安排，但心中難免提心吊膽，擔心自己是不是有哪裡少做了。

等到一陣忙亂後，事情開始上了軌道，大家可以稍稍安定下來，他的女兒走到我身邊拉起我的手，帶著眼淚對我說：「謝謝妳讓我爸爸在這麼舒服的狀況下走了。」

她的話帶給我莫大的震憾，也讓我一再回想起病人與我對望的那一眼，深深的眼神是不是在告訴我不要放棄呢？想來我所做的，對病人與家屬來說的確是有價值的吧！

就這樣，我繼續在安寧之路上往前走，每天多做一點，期待遇見更多的人，相信生命會有價值，而我們能一起走向更好的地方。

心圓故事31

認同

護理師／陳彥霖

有幾回到銀行，銀行人員與我聊天時，總會熱絡的問起我在哪一個單位服務。一聽到我說安寧病房後，他們會倒抽一口氣：「妳才二十幾歲⋯⋯」

他們的直覺反應是一片好意，但我知道他們掩藏在下面的話是「這樣年輕去那死氣沉沉的地方好嗎」，這時我就會認真的矯正一般大眾對安寧病房的誤解：「安寧病房並不是等死的地方，我們還是有病人能夠出院回家，等有需要再入住，也有在我們的照顧下生活了許多年的狀況喔！」

之所以不厭其煩推廣安寧療護的理念，當然和我身為安寧病房團隊的一員有關，可是認真說起來，我對安寧療護的認識，早在學生時期就開始了。

五專二年級那年，我父親確診罹癌，身為護校生，第一時間就能借重校內資源，了解病程未來的發展以及可能的應對方法。在老師的協助下，我認識了安寧療護，由於我母親也是護校畢業，自然也能接受這樣的觀念。因此在父親生命末期時，我們申請了安寧共同照顧服務，由高醫安寧病房團隊到一般科病房，幫助父親緩和末期的病痛。我總記得護理師的言行非常溫柔，讓當時還是護校生的我，感受到為什麼大家會稱護理師為白衣天使。

父親在沒受太多折磨的狀況下離開人世，回到護校的我，特意選修了安寧療護這門課，但我和安寧療護的緣分不只如此，我畢業後因成績優異，得以用學校推薦的方式選擇工作醫院，當時選擇了臺南成功大學附設醫院，至於單位則由醫院分發，而命運所給我的安排，是連我都意外的安寧病房，我成為首屆能以應屆畢業生身分進入成大安寧病房任職的護理師，幾年後又轉回高雄，成為高醫安寧病房的一員。

成大醫院安寧病房在趙可式博士的帶領下早已赫赫有名，她堅定的理念塑造出堅實的安寧團隊，至今我還記得在報告時，趙老師總是會抽問我們對病人的了解：「和阿嬤（病人）最親近的家屬是誰？」

當我們回答是孫子後，她會接續問下去：「這個孫子小時候是阿嬤帶大的嗎？孫子知道阿嬤目前的病況嗎？在國外還是國內？若在國外是否有需要協助他們安排視訊讓他們見面談話？如果要做，器材該如何安排？」

一連串的問題讓我們知道該從何去思考，更是教我們懂得去關心病人與家屬間的關係，提早設想要是阿嬤的心願是見這個孫子最後一面，我們有沒有能力做到，讓病人與家屬兩方均安。

同事曾有轉調其他單位的念頭，我勸她留下來：「妳不覺得我們在這裡都在幫助別人嗎？幫助病人舒服的走、獲得善終，幫助家屬面對病人的最後一段路、減少遺憾。」

我心底沒說出來的話更多，因為當年我父親離開時，臺灣雖已有安寧病房的設置，但病床數和全國所需數量比起來過於稀少，因此父親沒有排到安寧病房內的床位，導致在最後關鍵時刻，我身旁沒有足夠的協助幫我判斷生命終了的徵狀，讓我多少有措手不及的感慨。

「爸爸沒有福氣住進安寧病房，但我可以把愛給更多的人。」我默默想著，日後在工作上有幾回見到家屬也如我當年那般的年輕茫然，我會走上前去以自己的經驗開啟話題，教導他們如何面對家人即將離世的過程，以及把握最後時光說出心底的話。看到他們能提早準備，以更安穩的方式接受死亡，我總會深感安慰，彷彿過去的遺憾多少因此撫平了。

安寧病房不是寂寥的生命終點站，在這裡被照顧的也絕對不是只有病人，身為安寧團隊的我們，為病人與家屬想方設法，不外乎期望協助所有人一同好好走這段辛苦的道路。「善終」兩字不是只對病人有意義，還包括給家屬的心靈層面的照顧。若病人在離開前飽受折磨，家屬在往後多年回想起來或許會帶著不甘心的疑問：「為什麼我愛的人要怎麼可憐？走得這麼辛苦。」

相反的，要是病人帶著安詳的面容平靜離開人世，那麼家屬心中即便懷有悲傷，但每次的回憶就會多點想念，少點遺憾與痛苦。

在安寧病房很特別的是我們設有洗澡機，在這裡可以透過幫助病人洗澡沐浴，增進病人與家屬的快樂記憶。對任何人來說，能以舒舒服服的泡澡方式清洗身體，都是一大享受，對安寧病房中的病人來說更是如此。

許多末期病人可能因為家中衛浴設備不便利，或者因身體創傷或體力虛弱不利搬動，可能長時間來只能仰賴在床上擦拭的方式做簡單清潔，因此安寧病房內設置了洗澡機，不只能讓病人全身浸泡在溫熱的水中，浴盆還能打出ＳＰＡ效果舒緩肌肉緊張，在專屬的沐浴空間內，我們還會搭配燈光、音樂、沐浴精油和香氛等，讓病人在不受打擾的狀態下，好好享受久違的泡澡樂趣。

記憶中就有一位熱愛使用洗澡機的阿嬤，她的名字中有個「麵」字，因此每回告訴她今天要洗澡時，她總會很開心的說：「要來去煮麵了！」想來是洗澡機打出的SPA泡泡，讓她有了歡樂的聯想。

我也喜歡趁這時間邀請家屬一起進行互動，例如：還是幼童的孩子、孫子們可以在浴盆邊一起撥動水流，成年的兒女們則一起協助擦拭身體，做簡單的按摩。有時候不需要特別做什麼，光是陪在身邊就很有意義，畢竟泡澡時刻讓人身心放鬆，我就會趁機問病人：「阿公，你以前常去哪裡玩？」就有病人很快樂的跟我說起他最愛去泡溫泉，於是病人與家屬就在滿室的溫熱水氣裡，回憶起過去全家出遊的美好時光。

除了身體的照顧外，安寧療護也強調對心靈的關懷，特別是要尊重病人的自主意願，許多時候生理與心理的照顧是一體兩面、不可或缺的。我就有很深的記憶是關於在高醫心圓病房內照顧過的一名病人。她是一位罹患骨肉瘤的阿嬤，癌細胞使她的右腿異常腫大，且腫瘤傷口惡臭，整隻腳纏上一圈又一圈的紗布。在我為她更換腫瘤傷口時，我注意到她腿部皮膚長久包著紗布卻未能好好清洗，因此累積了許多皮屑，不但對衛生不好，也容易造成皮膚發

面帶微笑的觀音護理師

病人都喜歡稱呼我是觀音護理師，
我也期許自己能名符其實，帶著一生的關愛向前行。

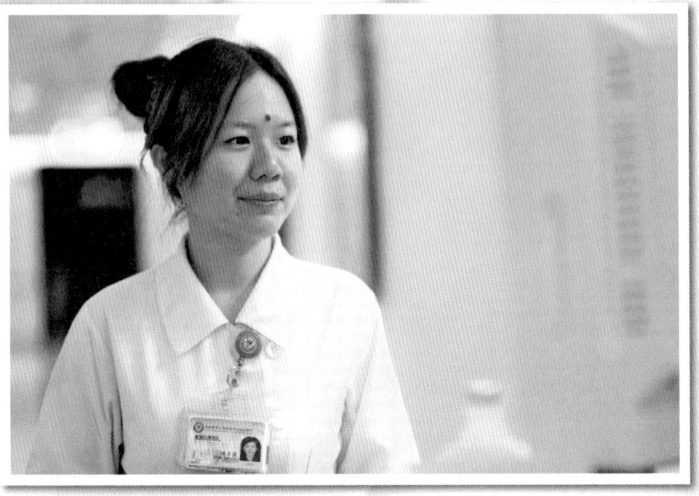

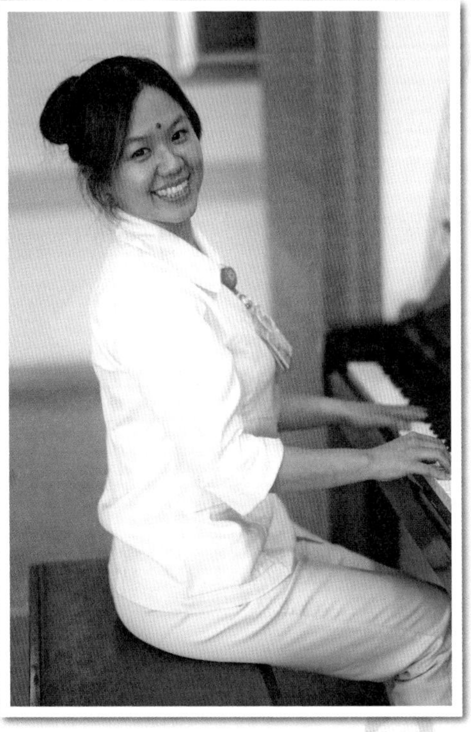

音樂的暖心力量

優美的琴聲不僅舒緩醫護人員疲憊，
也療癒了病人及家屬當下憂鬱的心靈。

癢。

於是我取下紗布後不急著包回去，拿了生理食鹽水仔仔細細的清除堆積已久的皮屑，阿嬤的媳婦在圍簾外等了好久不見我出去，忍不住進來看，一看到我手邊的動作，她的眼淚就流下來：「我沒看過有人這麼認真清潔婆婆的傷口。」

我邀請她來一起協助，做完後她對我說：「我終於感覺到自己可以幫婆婆做點什麼了。」那是一種快樂與滿足的語氣。

阿嬤腿部不方便，長久以來家人都讓她使用床上便盆或尿布，但阿嬤告訴我這樣子讓她不舒服，她其實很想下床使用便盆椅。我評估了一下肌力，認為可行，因此我們一起協助阿嬤下床，讓她坐在便盆椅上解便，事後阿嬤竟一把用力抱住我流淚：「謝謝妳讓我下床，我第一次感覺到大便是如此舒服的事情，這是我這段時間大最多的一次。」

她的女兒是位診所護理師，她用同是護理人員的語氣表示佩服：「我其實很想讓她下床，但是一直不敢，也就沒有嘗試了，沒想到你們做到了。」

在我心中最大的考慮是讓病人舒適，身體與心靈層面都要同時照顧，只要我可以做的，為什麼不嘗試看看呢？

這就是我對安寧療護的認同，是在歷經親身經驗及家人離世後，接受臺灣安寧療護之母趙可式博士的教導，而後更於南臺灣兩大重要醫學中心安寧病房中，日復一日、年復一年，以第一線的親眼所見、貼身照料所建立的堅定信仰。

未來，我將懷抱著相同的理念走下去，以護理師的身分進入社會，這一路上還有很多人對我投身安寧療護感到好奇與不解，但我一定會這樣回答：「人都會走到死亡那一天，問題是你想用什麼樣的方式離開這個世界呢？」

我相信安寧療護能提供善終的選擇，在安寧病房裡的我，要認真協助病人與家屬走這段辛苦的路程，正如同英文中所說的："Even at the end stage of life, we should still live with dignity."

心圓故事32

正視死亡的勇氣

胸腔內科醫師／蔡毓真

子曰：「死生之事，大矣。」疾病常是醫師與死神的戰爭。傳統既定的思維上，治癒疾病是醫師榮耀的勝利，病人死去是醫師的挫敗，但真是如此嗎？

自從進入醫學系開始，我便不斷思考要選什麼科？成為怎樣的醫師？感謝高雄醫學大學醫學系完整精實且保有自由度的訓練計畫，讓我們在學生時代就能盡情探索自己有興趣的學門。

五、六年級仍是小小見習醫師時的我，除了本院的內、外、婦兒科，我的外院自選科，憑直覺選擇了馬偕醫院的急診與安寧，這兩種乍看是矛盾的選擇。那時我們這群稱不上正式醫師的小白兔，剛闖進醫療現場的大叢林，很熱情、很天真也很有理想，橫衝直撞的渴望能多為病人多做些什麼。

當時有許多時間可以和病人與家屬互動，大部分都很樂意訴說自己或親人的故事，但我只能傾聽，沒有什麼實質的作為，也許他們只是需要有個人聽他們抒發傾訴罷了。這讓人很挫折，但是危機就是轉機，這也讓我希望自己能變強，希望能成為像仰望的前輩們一樣強大的存在。

後來我如願進入高醫內科部，並成為胸腔及重症加護內科的總醫師，也許變強了，但感觸也更深了。首先，內科傳統上涵蓋範圍就很大，再者，隨著醫療科技的進展，內科醫師能施力的領域更加廣博，且隨著高齡化社會的來臨，面對的病症更多樣，幾乎可說從病症的發生到死亡前，都算是內科的責任範圍。

不論一般病房或加護病房，我們都有機會收治到形形色色的病人，不論是吞嚥困難造成嗆咳，或者是手術預後不佳、造成併發症，還是抗癌失敗、勉強維持生命徵象，許多病人早已是教科書上載明的「藥石罔效」，若真要拚下去，再大的藥劑量、再昂貴的重裝備都可以拿出來。但做為一名醫者，我忍不住想，這樣做有意義嗎？可以搶到多少時間？這段煎熬的時間，對病人和家屬真的好嗎？

曾有位胰臟癌末期病人，因肝衰竭併發嚴重黃疸而住進加護病房，他早已被癌細胞折磨得形銷骨立。多重器官衰竭完全在預料中，但家屬堅持搶救到底。我們內心即使掙扎，還是在那病弱且沒有意識的軀體上，插上了呼吸管、鼻胃管、中央靜脈導管、尿管、透析導管等等，骨瘦如柴的身體被各式大量輸液灌得腫脹到不成人形且七孔流血。

醫療團隊盡了最大努力與他太太和兒子溝通，最後終於決定不再急救，取得了不再進行無效醫療的共識。但到了病人嚥下最後一口氣的時刻，死亡時間都已經宣布了，病人的女兒還是忍不住衝上來，「你們為什麼不救他？」她大喊：「你們不救……教我方法！我來救他！」這是場鬧劇嗎？絕對不是。這是事實，每時每刻都可能在各地上演的現實。

家屬不容易放手，病人離世前的面容也難以平靜。非親非故的醫療團隊即使看盡了世態炎涼，這樣的場景仍是折磨，更何況是至親家屬？「好走」二字說來容易，但知易行難。我們能做得更好吧？仰賴深富遠見的內科部黃尚志部長的支持，內科部推動了內科醫師進入安寧專科的合作培訓計畫，我才能有榮幸成為高醫安寧團隊的一員。有機會站在安寧第一線為病人與家屬服務，並親身了解到安寧療護的意義。

安寧病房等於等死嗎？不！安寧病房是「安寧療護的重症加護單位」，瀕死的病人只是其中一部分，更多是來處理難以緩解的症狀，以獲得安適。安寧療護的範圍涵蓋居家、共照、病房等等，也遠比我認知中的廣博。護理師、心理師、宗教師或其他不同職稱的人員共同組成的團隊，都有各自幫助照顧末期病人的祕訣，無論生理、心理、靈性方面，都努力要幫助病人多一點舒適，家屬也因此能多得到一分的平靜。

例如遇到嘴中有腫瘤的末期病人，惡性腫瘤傷口引發的惡臭，連當醫師的我們都忍不住掩鼻，但安寧團隊的護理師會為病人端上茶葉水，教導他們用茶葉水漱口，便可減輕臭味也減緩疼痛。當末期病人沒有胃口或進食困難，若在一般病房中，很可能會立即開始討論鼻胃管的使用，但在安寧病房，團隊不會強迫灌食，反而希望配合逐漸惡化的身體機能，不再大量灌水。或許是用小針筒慢慢由嘴角餵入食物，也或許是就讓臨終病人進入臨死前的自然脫水狀態。

凡此種種，都讓我想起「善終」兩個字的意義。

也許善終就是和解，把終將到來的死亡視為自然，看我們能不能接受當下擁有的一切，能不能懷著沒有遺憾的心離開，以及，在擁有的時間內好好活著。

這些思考，對當醫師的我們來說更形重要，披上白袍的使命不該只是搶救生命、把讓病人活著這件事當成自身的成就感來源。我們應當更長遠的思考，捫心自問：病人被救回來了，他要以什麼樣的方式生活下去？命搶回來了，他離開病房後能回家嗎？或者要去哪裡？

更多時候，診斷之初，我們就已經開始了與死神的拔河。還能盡力之時，我們當然要拚搏。但總有某一天，所有可用的手術或藥物都用盡了，我們是不是還有其他的路可以走？更重要的，我們是不是能為病人與家屬指出這條道路，並協助他們順利走過最後這段路？要做到這點，所須仰仗的不只是醫師的能力，也許還需要勇氣。在生命末期，不論病人、醫師、醫療團隊或家屬，都需要正視死亡的勇氣。在安寧團隊中，醫師最大的功能是決策，決定下一步該怎麼走？哪些藥物可以退場？哪一位成員該上場補位？同時，我們也是站在分岔路口的指路者，為病人與家屬指引出較少顛簸的方向，引導他們平靜勇敢前行。

在可以勇敢談論死亡的安寧領域中，我仍希望能聽到病人或家屬訴說他們的故事，而現在，我已經有能力好好陪伴他們，為他們做出真正有意義的事了。

專注的愛

投身末期照護的認真與用心，
是愛的鎖鍊！

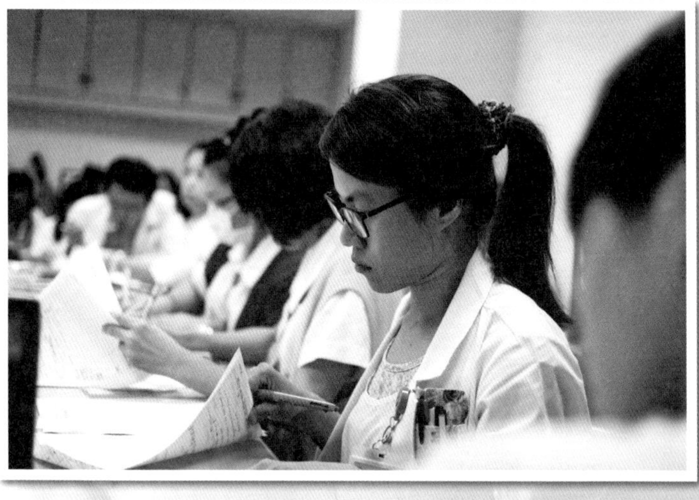

傾聽的態度

良好的溝通與陪伴，
是安寧最重要的事。

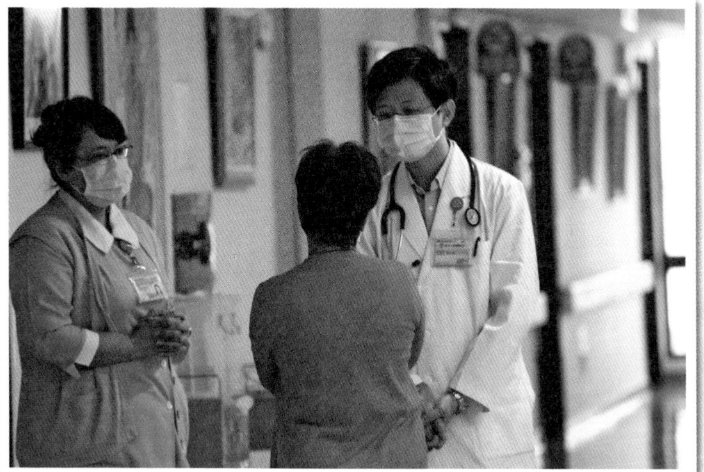

心圓故事33

熱血

胸腔內科醫師／吳大緯

一般來說，安寧病房的主責醫師多是家醫科背景，但這並不表示其他科別的醫師就不會面對病人生死的抉擇。就以我在呼吸照護病房擔任主治醫師的經驗來說，反倒覺得我們和死神的距離更近也更緊急，承受了更多生死兩難間的思考，擔負了更多的風險和進退兩難的困境。畢竟大部分生命末期都會涉及到呼吸困難的徵象，仰賴呼吸器爭取時間，此時是我們提供助力的機會，卻也是我們為病人下醫囑時最大的考驗。

仔細想想，在安寧病房內，時間和狀態比較緩和，畢竟病人與家屬多已經過一段時間的努力，在與疾病的對抗中退敗了、累了，心態百轉千迴，憤怒過、期望過、失望過，終於以戰鬥後認份般的平順入住安寧病房。此時多已能面對死亡，談起接下來的安排自然心裡有數，似乎也容易多了。相較之下，在呼吸及加護病房這般的重症病房中，我們不時會遭遇到病人的突發性緊急變化，可能上午查房時病人還可以有說有笑，下午霎時間生命監測儀器就鈴聲大響，敗血症休克及急性呼吸衰竭就在眼前發生。

面對六神無主的家屬可能只是簡單一句「救到底」的期待，但對披著白袍的我們來說，卻是多少個難題一瞬間全湧到眼前：能不能救？怎麼救？要不要轉加護病房進一步搶救？值不值得耗費大量的社會和醫療成本下去搶救？有沒有人在乎這個病人是否能存活？救到哪一個階段才叫救到底？若勉強插管從死神手上搶回來了，從此卻是靠著儀器來維生的狀況，那生命的意義是什麼？家屬與病人又是否對這樣的狀態有所準備？

我見過二十幾歲的少年，前一天晚上吃個海產就引發腹痛，緊急送醫後一天內因敗血症休克過世；也見過四十幾歲的水泥匠看來身強體壯，但一個嚴重感染導致呼吸衰竭深度昏迷，年幼的子女聲聲喚著床上的爸爸，數種強效抗生素和升壓劑緊急打下去，卻也只能眼睜睜在幾天內看著生命流逝。

更難為的是面對在呼吸照護病房內長期呼吸器依賴的病人，你看著躺在病床上的他在那麼短的時間內發生緊急狀況，心中想著「那還是一條命啊」，畢竟長期照顧下來都有了感情，有時在適當抗生素的治療下，病人病情又可以獲得緩解，但在那一刻，你也知道他癱瘓在床那麼多年，勉強為之不見得有更好的結果，那麼是不是該就此放手了呢？

每當遭遇這種掙扎，站在死亡線前的我心中總會有一種煎熬與矛盾的感受，這也是我之所以會說，急重症的醫師會比安寧病房內的醫師遇到更多緊急與死亡面對面的機會。不過除此之外，我們有更多相同之處，例如：我們的共同努力目標，都是為了幫助病人能更有尊嚴的生活著。

多了這一份責任與壓力，我明白自己必須做得更多，也因此下定決心到安寧病房，重新接受安寧病房住院醫師實務訓練，希望能讓病人多感受到一點舒適，或者讓家屬多一分安心，更可能是後來領悟到的——在最關鍵的時刻幫病人找到生命價值。後面所說的「價值」兩字根本已經超出藥物範圍，完全沒有健保給付的回饋，所倚靠的是醫護人員勞心勞力付出的心意與時間。

秀卿姐就是最好的例子，她以護理師背景退休後，漸漸感受到手腳不靈活，一檢查竟是讓人聞之色變的漸凍人症。但她積極面對，在總統大選期間，熱衷政治的她還自行推著輪椅，到小英總統競選總部參與造勢大會，表達自己長年來對民進黨的支持。

很巧的，在競選總部內迎上前來招呼、為她推輪椅和拍照的工作人員，日後在她入住高醫安寧病房時又見面了：「護理師你好，那天協助我的人就是你啊！原來你在這裡工作！」多了這一層的緣分，雙方都很開心。

隨著病程惡化，我看著她攣縮蜷曲在床旁，失去口語能力，已經是不可能靠藥物帶來任何改善的狀態。

「那麼我還可以為她做些什麼呢？」我左思右想，期望找出能幫她打氣的方法：「或許可以請小英總統給她一張簽名照？」

我不敢奢求已經當選總統的蔡英文女士能在百忙中親自探訪，但一張親筆簽名照或許能夠帶給秀卿姐莫大的安慰。

身為市井小民的我，並沒有直通總統府的人脈，於是老老實實的透過總統府網頁發請求信。為了把信寫好，我思慮了良久，光草稿就寫了又刪、刪了又寫，為求寫出秀卿姐的確切狀況，還特別把完整病歷都調出來重頭看一遍，又怕光有文字不能取得總統府信賴，因此花心思和家屬溝通，取得拍照許可，在同仁的協助下拍了照，把照片連結放上網，隨信一起寄出。

我自然沒有那麼天真以為馬上會有回音，但說沒有期待是騙人的，看著信件彷彿石沉大海，隨著聖誕節腳步的接近，希望可以當作聖誕禮物的期待落空。很快的新年來了又過，我也快要結束在安寧病房內的服務。「該怎麼辦呢？」我左思右想，總不希望秀卿姐懷著遺憾離開，於是上網列印了蔡總統的照片，又模擬了簽名放大後護貝，拿到病床前告訴她這是蔡總統寄來的禮物。秀卿姐的欣喜自然不在話下，但我還是懷著說了善意謊言後的心理壓力離開安寧病房。

本以為這件事情是個遺憾，沒想到安寧病房的同事告訴我，後續有意外的發展。在我離開後，高醫安寧病房接到總統府人員打來的電話，仔細詢問了這件事，確認真實狀況無誤後，他們要病房同仁特別留意這幾天的收信，因為他們會寄總統的親筆簽名照過來。

果然一封來自總統府的正式公文，在一星期後來到心圓病房，由吳建誼醫師當代表拿到秀卿姐面前：「總統府說之前給妳的那份畫質不好，重寄了一份來啦！妳看這一次簽名是金色的喔！」

秀卿姐露出靦腆笑容，開心的拿著總統簽名照與大家合照。雖然秀卿姐不久後就過世了，但在她離開人世之前，簽名照就天天擺在她的床頭，暖暖的陪伴著她走過最後的日子。

另一位讓我掛在心中的病人，是一位六十幾歲的朱女士，她因膽管癌末期入住安寧病房，自入住第一天就讓負責照顧她的我印象深刻，因為從銀行經理位置退休的她律己甚嚴，對兩個女兒也都採取嚴格教養，讓深愛她的女兒們心懷畏懼。但在這之外，她的生活多采多姿，等到女兒長大成人後，立即與個性不合的丈夫離婚，一個人獨自居住，用心裝扮與保養外貌，用插花課、教會團契等活動，把自己的生活安排得很好。

有這樣好強個性的她，面對癌症的發生，自然深受打擊。抗癌不成讓她心中懷有不甘，同時有著一種命運不公的怒氣，或許因為如此，讓她經常有意無意間把哽在心頭的一口怨氣發洩到旁人身上。例如她對我開出的藥物與醫囑總有各種意見，對於兩個女兒更是百般挑剔，一個眼神過去就讓女兒嚇得話都不敢說。

我在疲於奔命之餘，相信她的內心還是渴望被愛、被關懷的，於是我為她安排了心理測驗，期望能打破她故作堅強的堅硬外殼，找出更好的照顧方法。

首先在語句完成測驗上，我發現她自小就是個好學生，她最快樂的回憶都發生學生時代，在校園內的她功課優異，總是拿第一名，並且被老師們稱讚著。但或許如此，讓她在離開校園後期望找到別人的認同，於是律己甚嚴外，間接導致了與女兒們的疏離。

更大的發現是在畫人測驗時，我看見她畫了一棟小小的房子，其上只有兩扇小小的窗戶，屋外稀稀落落的四隻雞與五顆樹，背景卻是大大的兩座高山，半掩著的太陽躲在山頭後。我強烈感受到她內心的寂寞，特別是看見她以一顆愛心的形狀畫出房門上的窺視孔。

「其實妳需要被愛和被關懷，」我正色對她說：「最珍貴的愛就在妳身邊，就是妳的女兒們，妳應該要放開心胸讓她們來照顧妳。」尤其當我知道她是基督徒後，我也默默祈禱愛她的天父能讓她改變心意。

她入住安寧病房一段時間，情況稍微穩定後就先出院回家了，以門診的方式繼續接受照顧，而我也回到原屬病房服務。不久後，同仁拿了兩本漂亮的月曆給我，說是這位女士在門診時特別交代要轉送給我的。我想起和她互動的那段日子，彼此間討價還價、互相折磨，原以為是相看兩厭的人，竟然會指定送禮給我，還坦白說她很感謝我。

我深深訝異，追問同仁後發現她後來的態度改善了，並且放下心防讓女兒一同居住，接受她們的照顧。雖然後來這名病人還是回到安寧病房接受照顧後離開人世，但聽說她在闔眼時的表情非常平靜，想來是與生命和親人都達到和解了吧！

就是這樣一個又一個的病人，讓我思考更多安寧療護的真義，但即使有再多的經驗，站

輕聲一探

輕輕的問候，
足以化解
病人心慌與陌生，
還有家屬的無助與嘆息。

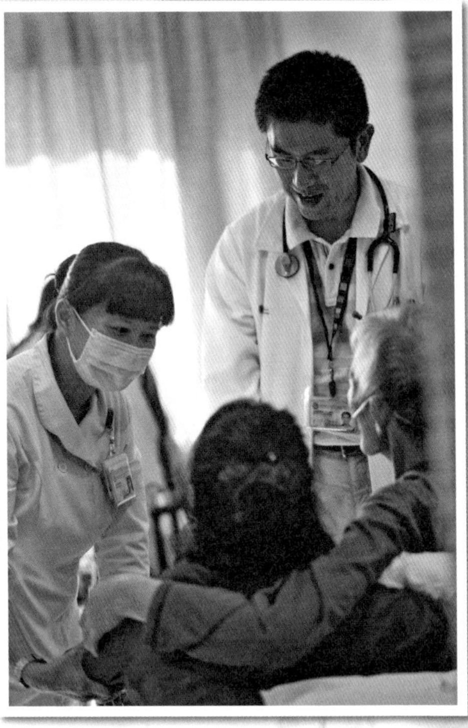

團隊合作

急重症病人的善終，
由我們一起守護。

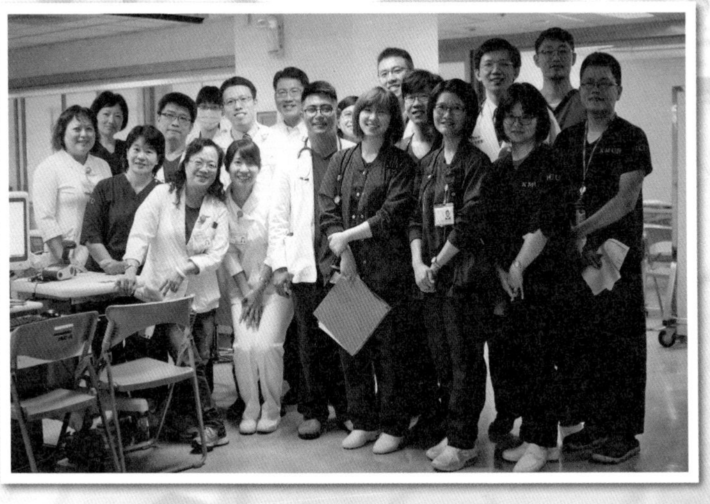

在死亡線之前的我，還是要繼續思考該不該救、怎麼救這樣的問題，這個過程很痛苦，讓我想起曾讀過這樣一句話：「唯有這種痛苦，才能把深度給我們。」我以這句話勉勵自己，也期望能鼓勵更多學弟、妹，繼續投入急重症領域。

當他們問我，在醫療崩壞的今天，面對健保不給付、家屬不體諒、醫療糾紛頻傳，我為什麼還站在死亡關卡前，我會先承認我也常有逃離醫療現場的衝動，但我會繼續問他們：「你會不會聽到救護車聲就感覺全身血液沸騰？走在街上，看見前面的人突然倒下，你會不會第一秒衝上去？若在火車上、高鐵上、飛機上，聽到廣播傳出尋找醫師的訊息，你會不會毫不猶豫的站出來？即使你知道若搶救失敗了，你將面對被告的風險，家屬不會明白你所有的努力？」

如果你像今天的我一樣，答案還是「會」，那麼我們的血還是熱的，都願意站在一起，為臺灣的醫療多盡一己之力。

心圓故事34

病房中的婚禮

肝膽內科醫師／劉宜學
護理長／吳麗娟
護理師／蔡嘉嘉
護理師／黃郁漪

二〇一七年的農曆年，故年將盡、新年將至，在這年節轉換之時，一位即將離世的病人與他深愛的家人，於高雄醫學大學附設醫院肝膽內科病房內，迎來了人生最難忘的一場婚禮。

劉宜學醫師記得那是一個星期五的傍晚，眼看就要下班，但他接手了一個住院的病人，厚厚一疊病歷顯示，這位喉癌病人已經歷經多次出入院的折磨，病情變化極快，病人甚至出現了血壓不穩、意識不清的狀況。看著陪在病人身邊的太太，劉醫師小心的說：「妳先生的狀況不太好喔！」

做太太的心裡有數，勇敢的問：「他還有少時間？我們要救到底！」

劉醫師在心底默默抽了一口氣，因為他知道如果病人狀況已經不可挽回，若真的救到底只會給病人帶來更大折磨。但他對太太「救到底」的決定也不是不能理解，因為誰都看得出來這對夫妻感情深厚，先生捨不得太太受苦，太太想給先生最多和最好的，在她的認知裡，救到底就是把所有醫療給先生。

當然劉醫師知道不是這樣的，到了生命盡頭，過多的醫療對病人與家屬都是傷害，當下做的決定，回憶起來可能是更大的傷痛，因此他委婉的說明所剩時間不多。

「啊！時間剩這麼少？」太太很吃驚。

「所以，」劉醫師說：「我們要不要在剩下不多的時間裡，看他有什麼心願想完成的，我們來幫他完成？」

遲疑了一會兒，太太囁嚅的說：「他想幫兒子辦婚禮。」

劉醫師發現病人的兒子已經和新婚妻子辦理了登記，但遲遲沒舉辦婚禮，只停留在規畫階段，原來是想等父親狀況好一點再讓他來主持。為什麼為兒子辦婚禮這件事對病人來說這麼重要呢？細問之下，劉醫師發現原來病人與太太雖然鶼鰈情深，但兩人也是只辦登記、沒有婚禮，因為在早年那媒妁之言、父母為尊的年代，病人與太太兩人深愛彼此，卻未能得到家長的許可，因此算是為愛走天涯，最初幾年經濟狀況又不好，一拖延就沒舉辦婚禮，成為一生的遺憾。

這幾年來夫妻兩個都是國標舞老師，有共同的興趣，也把孩子養大，但沒穿過白紗總是一個遺憾，到了兒子要結婚時，他更是知道沒有家人祝福的婚禮會是多麼的遺憾，因此長年來做父親的決心，就是要為兒子辦一個婚禮，同時也是對太太的補償，一家人正在慢慢規畫的過程中，沒想到病人確診癌症，面對治療尚且措手不及，婚禮一事就這樣擱下了。

直到劉醫師不經意的一問，婚禮才又被提起，劉醫師說：「這我們應該可以做到喔！我們來做吧！順便幫妳補一個婚禮！」

劉醫師說得熱切，但心裡不免忐忑不安，他和肝膽內科雖有多次與安寧共照護理師合作的經驗，對安寧療護的理念也有所了解，但對於幫助末期病人圓夢這一事，不論是他或是肝膽內科，都未曾有過親身參與和規畫的經驗。

那要怎麼做呢？病人時間不多了，這件事要快也要好，該要怎麼做才能得到圓滿的結果呢？

在經過護理長室時，看護理長還沒下班，劉醫師拐進去向吳麗娟護理長說：「病人有個未完成的夢，不知道我們該怎麼幫他圓夢？」

吳護理長第一時間表達支持：「我去找病人太太了解一下，應該沒有問題！」

於是在劉醫師打電話連絡安寧病房尋求進一步協助時，護理長來到病人太太身旁，除了了解狀況外，更仔細的問她：「妳想怎麼做？安排到什麼程度？」

護理長回想起來，自己當下的動力當然有護理專業上的訓練，畢竟她也了解安寧療護的意義，過去在ＩＣＵ時甚至幫病人辦過慶生會。但更大的動力是她看見眼前這對夫妻間那濃厚的感情。「你要努力喔！」太太在丈夫的耳邊說：「我們還有婚禮要辦！」

護理長理解這場婚禮不只是父親給兒子的禮物，也是夫妻間生命意義的重要紀念碑。

於是第一時間她帶領家屬到院內幾個合適的地點，並且細心提供建議：「我們這裡可以放氣球、鋪上紅地毯。」、「我們這裡可以播放影片，你們要不要做個婚禮上的生命歷程甜蜜的回憶？」

此時劉醫師已經連絡了安寧病房，安寧共照護理師劉子沄迅速來到病房了解狀況，並且提供最即時的協助。護理長同時向科內同仁宣布將在兩天後舉辦婚禮的消息，讓她感動的是同仁們第一時間的反應都是支持，紛紛提問：「我們要做什麼來協助病人？」

就這樣，同心協力，在星期日早上九點，於高醫院內為兩對夫妻舉辦了期待已久的婚禮。為了這場婚禮，劉醫師謹慎安排藥物以維持病人的體力與生命，護理長調動了病房，讓病人與家屬享有更私密的空間，用來規畫婚禮也在生命終點前可以多說說話、緊密相處。團隊細心找來了可讓病人坐起來的病床，幫助他以坐姿看見婚禮上所有人，肝膽內科同仁們則在工作空檔，主動協助場地佈置等規畫工作。

不少護理師熱心挺身而出，就如蔡嘉嘉，她剛在聖誕節前舉辦過自己的婚禮，對婚禮流程記憶猶新，總想把相同的那份甜蜜分送給更多人。即使那時她值小夜班，深夜下班回到家倒在床上後只能瞇一下眼，還是在星期日早上七點就起床，到醫院幫忙婚禮前的籌備。護理師黃郁漪剛懷有身孕，但她自小就喜歡婚禮，在她心中，婚禮就代表一種人生的圓滿，於是她和同仁小心翼翼的協助病人換穿西裝，並全程監控病人呼吸器使用和生命徵象。

由於考慮到病人的狀況的確讓人擔心，因此醫療團隊也認真討論了在婚禮中若有緊急狀況該如何應變，務求將一切規畫到最完善。像郁漪和嘉嘉這樣的同仁不少，他們都在護理教育中認識了安寧療護，過往也和安寧共照師有過接觸，深深知道幫末期病人圓夢，並藉此讓病人與家屬互相道謝、道別、道愛有多重要。

病人家屬大約三十人抵達病房，在前前後後五十多名醫護人力的協助下，將原本會議使用的場地一夕間改成擺滿氣球、鋪上紅地毯的婚禮會場。兩位新娘穿上白紗，和穿著西裝的新郎在溫馨的氣氛中緊緊牽手。有好幾位親屬過去從沒到過醫院探視，也許是因為忙碌，也許是不知道怎麼面對哀傷的場面，但藉由婚禮的舉辦，大家都來了，這個人生最後的告別式，卻是溫馨喜慶的婚禮場面，舒緩了傷痛，多添了一份珍惜。

就跟所有的婚禮一樣，賓客透過影音光碟回顧了新郎的過往人生，不同的是，今天現場多了好幾位把眼睛都哭花的護理師，她們可能是辛苦值完大夜班後自願留下來，也可能是白天班忙碌著手上大小事物、卻還是在經過門口時忍不住探頭看一眼，更有幾位是不當班、但透過社群媒體跟隨婚禮的進度還不時問：「現在還好嗎？」為了這些同仁，護理長貼心的隨時上傳婚禮照片，更新進度。

「我下輩子還要嫁你！」太太對丈夫喊話，孩子們也一一站出來說出對父親的感謝。

靈魂的陪伴

靜靜的陪伴，即將離世的靈魂，
使其安心無憾，也是安寧重要的所在。

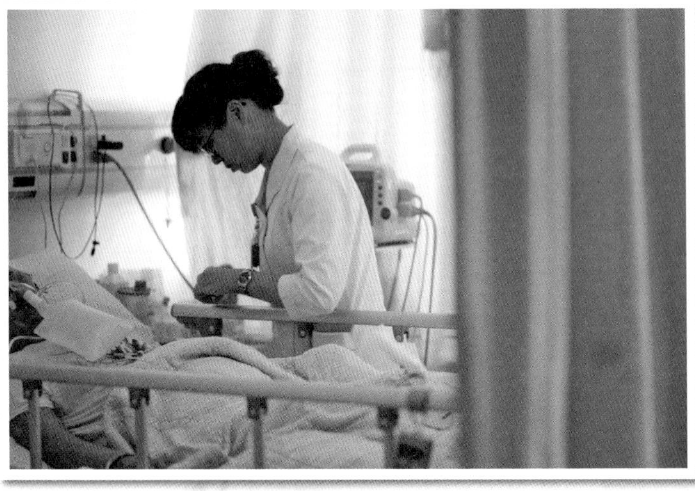

與前世情人道別

臨終前夕，
一對父女經歷了難分難捨的愛與道別。

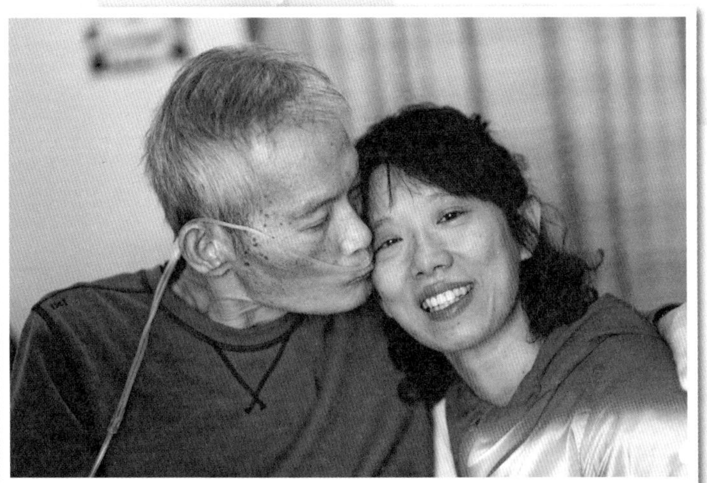

婚禮歷時兩個小時圓滿結束。之後病人的狀況急轉直下，很快的離開了人世。

這場婚禮對病人與家人來說，當然意義重大，護理師們就貼身觀察到，對病人來說，他的精神因此提振了不少，當知道大家認真籌備這場婚禮時，病人就有放下心中一塊大石頭的表情，想來是他最後的期望也能被圓滿了，讓他對太太、孩子不再有虧欠。

醫療團隊觀察到婚禮過後，病人與家人們仍有在病房中相聚共處的時日，但那時的他們多了一份釋然，面對生命的終點更能平靜以對。劉醫師同時也留意到，病人的太太已不再提起「救到底」這三個字，讓她先生能以更舒緩的方式度過生命末期。

「我想是她已經完全表達了對先生的愛，先生知道了，所以也就不需要用救到底來傳遞了吧！」劉醫師的語氣中頗為安慰。

對護理師們來講更有意義，因為婚禮，她們回想起書本上說到的「全人療護」，師長們不時提醒該受關懷的不只有病人，還包括家屬，但忙碌的日常工作容易磨蝕了大家的敏銳度，現在因為這場婚禮，她們想起來生命總有終點，面對末期病人其實可以做得更多，除了生理照顧之外，心理層面的照顧更是關鍵。

說得最動人的也許是護理長，麗娟護理長回憶起來帶著甜蜜，也帶著對同仁的驕傲，她說自這場圓夢婚禮過後，團隊間有了一種「我們沒有什麼辦不到」的勇氣，醫療總有極限，死亡終不可免，但安寧療護並非只有在安寧病房中才可施行，只有多一份心，任何團隊都可以協助病人與家屬度過艱難的生命關卡，就如高醫肝膽內科，就在短暫急促的時間內群策群力，幫助病人與家屬道別、道歉、道謝、道愛。

病房中的婚禮過後，生死兩相安，背後最大的動力就是這一群默默付出的醫療團隊。

心圓故事35

與病人同悲

護理師／黃慧芬

要談和安寧病房的緣分，當然要先從護校說起，那年傻呼呼的我單純覺得護士帽戴起來很好看，就一頭熱的考進護校，畢業後先進入地區型醫院加護病房工作。雖說是加護病房，但畢竟不比醫學中心這種大醫院的業務，因此我的生活非常單純，幾乎都可準時上下班，需要處理的病人狀況也不複雜。

這樣安穩了幾年，我的內心開始蠢蠢欲動，原因是有幾次我接手由醫學中心轉來、帶著棘手症狀的病人，面對沒見過、不熟悉的症狀，如何照顧讓我愣在當場，好幾次我會打電話回溯到醫學中心內之前照護病人的單位，詢問該如何照顧才好。

「應該還可以多做些什麼吧？」心中開始有一股聲音隱隱約約在吶喊，於是繼續升學二專，畢業後進入高雄醫學大學附設醫院神經內科，有機會看見更廣大的世界。

醫學中心工作的繁忙與複雜，遠超出我的預期，不論團隊規模或者訓練程度，都不是之前困守在地區型醫院的我所見過的，但學姐們以為我在護理界多年，許多事情早該懂，殊不知一知半解的我根本不敢開口問，於是初來乍到的我，幾乎天天以淚洗面。

「就當是打掉重練吧！」我告訴自己怎麼也不能放棄，就這樣撐了半年，才覺得自己勉強可以算是個高醫人。

在神經內科服務期間，印象最深的一件事是ＳＡＲＳ，那時高醫開了三個ＳＡＲＳ病房，整個社會對這個病症聞之色變，醫護人員人心惶惶，但總是要有人去照顧ＳＡＲＳ病人。我考量自己單身一人，擁有下班後即可獨居的環境，不像學姐、學妹們還有家累，於是憑著一股初生之犢不畏虎的傻氣，自告奮勇進入ＳＡＲＳ病房服務。

但心中怎麼可能不害怕？還記得有一次病人猛然間嗆咳，我連進一步的自我防護措施都來不及穿戴就衝上前處理，之後才想到要怕。更擔心的是，這名病人後來還是不幸死亡，我卻開始發燒，趕緊吃藥後居家隔離觀察。幸好很快就退燒了，也許只是疲倦過度引起的反應，但在那惶然不安的幾天中，真的對「生命」兩個字有了深一層的體悟。

就這樣前前後後在神經內科服務了十三年，科內難免有不治之症的病人，此時安寧療護一定是選項之一，因此我很早就對安寧療護有概念了，但要對這個領域開始認真涉獵，還是要從選擇擔任科內的出院準備服務個管師開始。

高醫很早就制定政策，規定每科要有一名專任個管師協助病人與家屬面對出院後的生活，我就任這個職務後，一來因為接受相關訓練，二來的確看見病人所需，由簡單一句「回家後怎麼辦」帶起的思考，讓我像打開眼界般，開始關注過去從沒關心的面向。例如身心障礙、老人、長期療護等，而這其中，安寧療護絕對是不可或缺的重要議題。

印象中有那麼一次，一位正準備出院的老太太情況突然急轉直下，兒女們心神慌亂，連醫師的說明都無法理解，在聆聽時頻頻點頭，但一轉頭就私下拉著我：「剛才說的我都聽不懂。」

此時我因為準備出院工作的關係，已和他們建立起信任感，於是我轉達醫生的意思，幫助他們理解本要準備出院的工作，必須要快速轉變為面對死亡的準備。家屬當下面臨的難題是：要不要讓老母親插管，好讓遠在美國的兒子回到臺灣見最後一面？

家屬們拿不定主意，企求般的看著我，我先委婉的請他們考慮哪種做法對母親才是最舒服的，再來針對他們的心結做處理。我建議家屬是不是可以考慮用電話視訊的方式？這樣既可以達到見最後一面的目的，也算是尊重長輩生命自己的安排了。家屬採納了我的建議，讓母子雙方透過越洋電話視訊道別，一個小時後，老母親就離開了人世。

我還記得禮儀公司前來接手處理後事時，家屬走過護理站前，突然站定並行九十度大禮鞠躬，讓正在護理站忙碌的我們都呆住了，馬上站起來鞠躬回禮後，跑上前去抱住他們，一時間大家都哭了。家屬口中一句又一句感謝的話語，淚流滿面的我根本聽不進去，只記得自己邊哭邊默默想著：「還好我做對了一件事！」

身為出院準備服務的個案管理師，我的服務範圍不只是出院前，在出院後我們還要電話追蹤，但這過程卻讓我深感挫折，因為那時透過電話只有聲音的傳遞，我總是聽著病人或家屬以很籠統、消極、帶點逞強的態度說：「還好，還可以。」但幾天後就看見病人又從急診回到病房來了。

感到無力的我忍不住想：「如果能進到病人家裡親眼看一下，會不會好一點？」

恰好此時有個輪調的機會，我就主動要求進入居家護理師團隊磨練一下。這期間不管是一般居家或安寧居家的案子，我都有機會參與，本著「服務次數越多、我就能學越多」的想法出勤。也的確，我在現場學到的經驗相當珍貴，但再怎麼說，那還是離開醫院、進入民宅，許多時候我因現場沒有專業醫療設備而感覺束手無策，最常見的狀況之一，就是見到末期病人喘不過氣，但家中又沒有供氧設備。感覺到自己在安寧療護知識上的不足時，我聽到院內安寧病房團隊正在徵求人手，也幸運的獲得轉入的機會，這才正式成為安寧團隊的一員。

坦白承認，進到這個領域之前，我對「安寧病房」存有誤解，曾以為那是個什麼都不做、只能等待死亡的陰暗角落，但來到安寧病房服務，我才切身的體悟到，原來安寧病房是一個這麼專業又溫馨的地方啊！

先來說說專業，過去在急性病房，我們護理師大部分就是遵照醫囑執行工作，上面怎麼說我們就怎麼做，步調很快，分給每個病人的時間並不多。但來到安寧病房，我們更需要書本外的知識，我就從學姐身上學到，面對急喘的病人，我可以使用電風扇或精油療法，學姐們還貼心的告訴我，該使用哪一型風扇、開多大的風力，這些都是學姐們在經驗累積中摸索出來的珍貴心法呢！

至於溫馨，那就更讓我印象深刻。記得第一位親手送走的病人，是一名三十幾歲、罹患乳癌的年輕媽媽，她有讀國小一年級和三年級的兩個小孩，先生是職業導遊，或許因為工作

我們

我們的熱誠，
是陪伴你在安寧療護過程中的最佳拍檔。

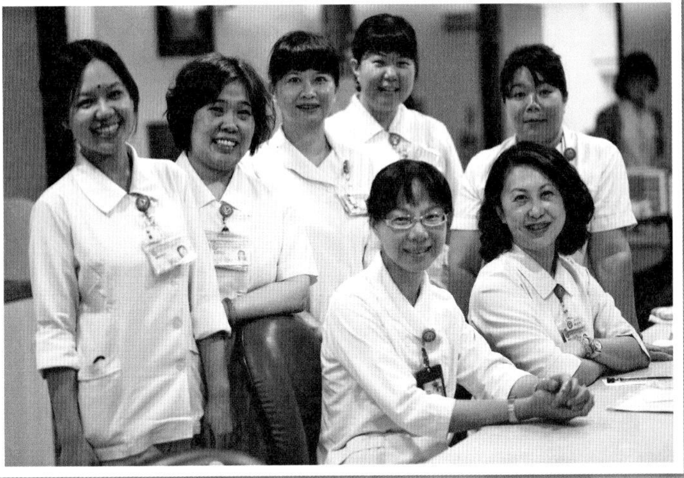

安寧最佳團隊

透過團隊溫柔的力量與專業，
讓生命的價值更受到重視與尊重。

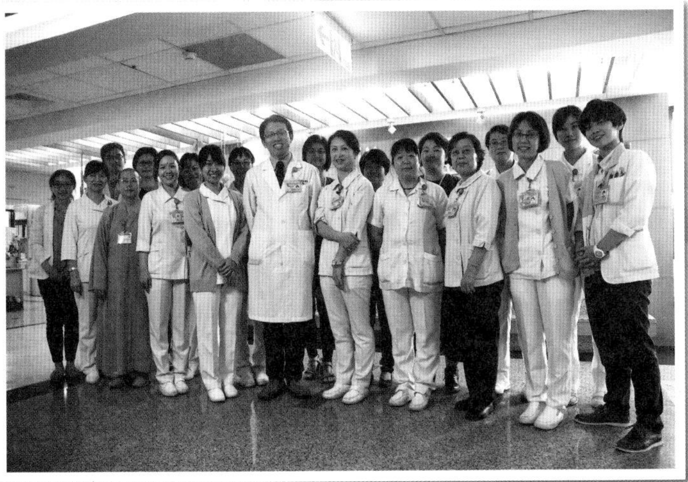

性質的關係，父親和小孩間並不親密。

「我唯一放不下就是孩子了。」病人悠悠的說。此時我見到安寧團隊如何呈現有別一般病房的照護方式，首先是有心理師帶著兩個孩子玩遊戲，透過畫圖的方式，慢慢讓他們接受了母親就要離開人世的事實，「你們有沒有什麼話想跟媽媽說呢？」心理師問。

團隊們也在日常照顧中，不著痕跡的引導父親理解他妻子心裡的憂慮，而我則在病人離世前一天，見到全家恰好因為假日都來到病床邊，馬上建議他們：「我來幫你們拍個全家福吧！」

病人一聽大為振奮，堅持要為孩子留下美麗的面容，還因此將鼻上的呼吸輔助器具都拿掉，竟能在拍攝過程中撐住不使用氧氣。隔天，病情變化迅速，病人還是去世了，但在她離開之前，先生與孩子都在身旁，孩子們上前抱抱媽媽，告訴她：「我愛妳，我會好好照顧自己。」

先生則親口保證：「我會好好照顧這兩個孩子，妳別擔心。」相信這些話她都聽到了。

我終於見到安寧療護中所說的「善終」，也切身明白安寧療護專業人員身上最重要的特質，並非高深的醫療技巧，而是千金難買的「同理心」。因為有同理心，所以我們不需要為人父母，就可以想像母親放不下孩子的心情有多痛苦，我們也不會將讓病人安心的舉動，視為某個同仁特定的職責，相反的，病人的事就是我們每一個人的事，我們應該一同擔起這個擔子，將全家人都視為需受照護的對象，讓生者安穩，逝者方可安心。

但身為團隊一員的我們，又怎麼可能不受影響？初來時的我總是感情豐沛、好幾次下班後還是忍不住想著想著就哭了。過去在急性醫學的定義下，帶著眼淚上班絕對不是專業的表現，但來到安寧病房中，學姐們教導我各種轉換心情的方法，護理長更告訴我：「妳可以與病人同悲，但傷心後就好好的把這個過程結束吧！」

我恍然大悟，原來我們也是人，也是可以一同悲傷的，病人所走過的傷心一樣會讓我流淚，但我在好好大哭一場之後要收拾情緒，讓接下來的工作能更專業、更完滿。

我感恩安寧療護一路來教導我的珍貴人生功課，它讓我在日常忙碌工作中，因太過習慣而麻痺的心又柔軟起來，讓我想得更多，懷抱更遠大的夢想，同時讓我知道人生無常，要更重視身邊的親人，平時就要多說話、互動關心、好好對待，讓我們更珍惜彼此。

生命起飛前與你相伴

高醫安寧・心圓病房故事集

作　　者／高醫安寧團隊
文　　字／劉盈慧
攝　　影／許豐明
美術編輯／孤獨船長工作室
責任編輯／許典春
企畫選書人／賈俊國

總 編 輯／賈俊國
副總編輯／蘇士尹
編　　輯／高懿萩
行銷企畫／張莉滎・廖可筠・蕭羽猜

發 行 人／何飛鵬
法律顧問／元禾法律事務所王子文律師
出　　版／布克文化出版事業部
臺北市中山區民生東路二段 141 號 8 樓
電話：（02）2500-7008 傳真：（02）2502-7676
Email：sbooker.service@cite.com.tw
發　　行／英屬蓋曼群島商家庭傳媒股份有限公司城邦分公司
臺北市中山區民生東路二段 141 號 2 樓
書虫客服服務專線：（02）2500-7718；2500-7719
24 小時傳真專線：（02）2500-1990；2500-1991
劃撥帳號：19863813；戶名：書虫股份有限公司
讀者服務信箱：service@readingclub.com.tw
香港發行所／城邦（香港）出版集團有限公司
香港灣仔駱克道 193 號東超商業中心 1 樓
電話：+852-2508-6231 傳真：+852-2578-9337
Email：hkcite@biznetvigator.com
馬新發行所／城邦（馬新）出版集團 Cité (M) Sdn. Bhd.
41, Jalan Radin Anum, Bandar Baru Sri Petaling,
57000 Kuala Lumpur, Malaysia
電話：+603-9057-8822；傳真：+603-9057-6622
Email：cite@cite.com.my
印　　刷／卡樂彩色製版印刷有限公司
初　　版／2018 年 10 月
售　　價／320 元
I S B N／978-957-9699-45-7

城邦讀書花園 www.cite.com.tw　布克文化 WWW.SBOOKER.COM.TW